Keyur Karad
Swapnil Kolhe
Meenal Gulve

Biocerâmica na Endodontia

Keyur Karad
Swapnil Kolhe
Meenal Gulve

Biocerâmica na Endodontia

ScienciaScripts

Imprint

Any brand names and product names mentioned in this book are subject to trademark, brand or patent protection and are trademarks or registered trademarks of their respective holders. The use of brand names, product names, common names, trade names, product descriptions etc. even without a particular marking in this work is in no way to be construed to mean that such names may be regarded as unrestricted in respect of trademark and brand protection legislation and could thus be used by anyone.

Cover image: www.ingimage.com

This book is a translation from the original published under ISBN 978-620-3-02871-3.

Publisher:
Sciencia Scripts
is a trademark of
Dodo Books Indian Ocean Ltd. and OmniScriptum S.R.L publishing group

120 High Road, East Finchley, London, N2 9ED, United Kingdom
Str. Armeneasca 28/1, office 1, Chisinau MD-2012, Republic of Moldova, Europe
Managing Directors: Ieva Konstantinova, Victoria Ursu
info@omniscriptum.com

Printed at: see last page
ISBN: 978-620-3-16588-3

Conteúdos

INTRODUÇÃO

A evolução da medicina dentária está intimamente associada com os avanços dos materiais dentários. Inicialmente pensava-se que os materiais restauradores ideais eram os que eram biologicamente inertes e biocompatíveis. As últimas duas décadas viram o surgimento de materiais biocerâmicos como uma alternativa promissora. [1]

A interacção entre material dentário restaurador e tecido dentário engloba múltiplos aspectos da anatomia dentária e da ciência dos materiais. Recentemente, pensou-se que muitos materiais restauradores dentários adesivos tinham uma interacção passiva dos tecidos duros baseada na simples infiltração com o esmalte ou dentina sobre a qual foram colocados. Contudo, há um interesse crescente em mapear as interacções entre os materiais e os tecidos dentários. [1]

A prevalência de lesões dentárias traumáticas é elevada em todo o mundo. As lesões orais representam 18% de todas as lesões que ocorrem em crianças em idade pré-escolar. [2] Nesta tenra idade, o ápice permanece maioritariamente aberto sem constrição apical, o que complica o processo de limpeza, moldagem e obturação. [3] Tradicionalmente, a gestão destes casos é feita por apexificação4 através da selagem do ápice aberto, induzindo uma barreira calcária na extremidade da raiz ou através de tampões apicais ortogonais. [5]

Na odontologia, a terapia endodôntica é executada para prevenir ou tratar patologia periapical. Consiste na remoção total ou parcial da polpa. O objectivo é conseguir a cura através da formação de tecido mineralizado (dentina, Osseo-dentina, cemento ou Osseo-cementum). Os procedimentos endodônticos tentam principalmente preservar uma polpa ligeiramente danificada ou promover a cicatrização periapical. A importância das variáveis de limitação da polpa que medeiam as actividades de reparação de polpa e formação de ponte dentina após a exposição da polpa. [6]

O sucesso desta terapia depende da desinfecção completa através do desbridamento quimico-mecânico do tecido patológico ou necrótico da polpa, seguido da selagem do sistema de canais radiculares com fluido. Apesar deste progresso, o clínico viu-se confrontado com dois problemas. Primeiro, a complexidade do canal radicular da polpa e as suas ramificações, que criam grandes dificuldades para uma desinfecção completa, moldagem e enchimento, a fim de evitar a infiltração e entrada de bactérias. Segundo, a utilização de materiais de enchimento do canal radicular que não satisfazem todos os requisitos de um material ideal, com problemas como a adesão à dentina, a manutenção de uma selagem suficiente, insolubilidade, não reabsorvibilidade, radioopacidade e biocompatibilidade. [7,8]

A preservação da vitalidade da polpa em casos de lesão cariosa profunda é o factor mais crítico que determina o prognóstico dos dentes após o tratamento restaurador. [9] As modalidades de tratamento na restauração de lesões cariosas profundas incluem o nivelamento directo ou indirecto da polpa com hidróxido de cálcio, seguido em casos de tratamento conservador pela aplicação de ionómero de vidro (GICs) ou cimentos de ionómero de vidro modificados (RMGICs) como revestimentos de cavidades e restauração final com recheios directos compostos ou incrustações e incrustações compostas/cerâmicas. [10]

O hidróxido de cálcio representa o "padrão de ouro" para estes casos directos ou indirectos de nivelamento da polpa, embora tenha vários inconvenientes, principalmente devido à fraca ligação com a dentina, resistência mecânica reduzida e instabilidade química. Os GIC, por outro lado, apresentam estabilidade química e mecânica, ancoragem adesiva à dentina e biocompatibilidade muito aceitável, que são consideradas como vantagens significativas. [11] Em casos de cárie profunda, uma vez que vários estudos demonstraram que a inflamação da polpa levando a danos irreversíveis da polpa pode ser desenvolvida quando este material é utilizado para
Limpeza directa ou indirecta de polpa. [12,13] Para ultrapassar isto, o conceito bioactivo foi introduzido e o material é modificado.

Uma nova abordagem para restaurar a estrutura dentária baseada na biologia é a de procedimentos endodônticos regenerativos que foram definidos como; procedimentos de base biológica concebidos para substituir estruturas danificadas, tais como dentina, estruturas radiculares e células do complexo polpa-dentina. [14] Vários materiais bioactivos são utilizados em procedimentos endodônticos regenerativos. Estes materiais são considerados ideais quando eram bioinertes ou biocompatíveis. No entanto, com as melhorias da investigação científica básica nos campos das células estaminais, biomateriais e odontogénese, abriu-se uma nova era na odontologia restaurativa. A bioactividade dos materiais restauradores torna-se obrigatória para promover a regeneração natural dos tecidos duros, em vez de a restaurar artificialmente. [15] Os biocerâmicos são compostos cerâmicos biocompatíveis obtidos tanto in situ como in vivo, através de vários processos químicos.

Os biocerâmicos apresentam excelentes propriedades de biocompatibilidade devido à sua semelhança com a hidroxiapatita biológica. A biocerâmica produz, durante o processo de hidratação, diferentes compostos, por exemplo, hidroxiapatites, com a capacidade de induzir uma resposta regenerativa no corpo humano.

Quando colocada em contacto com o osso, a hidroxiapatite mineral tem um efeito osteocondutor, levando à formação do osso na interface.

Existe uma capacidade osteoindutora intrínseca da biocerâmica, devido à sua capacidade documentada de absorver substâncias osteoindutoras se houver um processo de cura óssea nas proximidades.

A biocerâmica tem a qualidade de ser biocompatível e também de fornecer propriedades antibacterianas. Estas últimas ocorrem como resultado da precipitação in situ após o tempo de fixação do material, um fenómeno que leva à sequestração de bactérias. As biocerâmicas formam pós porosos contendo nanocristais com diâmetros de 1-3 nm, que impedem a adesão bacteriana.

Por vezes, os iões fluoretos são constituintes de cristais apatita, e o nanomaterial resultante tem propriedades antibacterianas. Além disso, a biocerâmica pode ser combinada com hidroxiapatita sintética. Embora as vantagens destes materiais tenham contribuído para a sua rápida disseminação no campo dentário, actualmente não são amplamente utilizados, e os produtos comercialmente disponíveis no mercado ainda não são conhecidos por muitos dentistas.

O campo da Endodontia está em constante mudança devido à introdução de novas técnicas e avanços tecnológicos. Os avanços nas ciências materiais endodônticas contribuem significativamente para o crescimento exponencial da endodontia.

A bio-cerâmica está entre os materiais recentemente introduzidos na endodontia que mudaram a face da endodontia.

As cerâmicas são materiais inorgânicos, não metálicos, feitos pelo aquecimento de minerais em bruto a altas temperaturas. As biocerâmicas são materiais cerâmicos biocompatíveis ou óxidos metálicos com maior capacidade de vedação, actividade antibacteriana e antifúngica aplicada para utilização em medicina e odontologia.

Têm a capacidade quer de funcionar como tecidos humanos quer de reabsorver e encorajar a regeneração de tecidos naturais.

Incluem alumina e zircónia, vidro bioactivo, cerâmica de vidro, silicatos de cálcio, hidroxiapatite e fosfatos de cálcio reabsorvíveis, e vidros de radioterapia.

O objectivo final da investigação para a restauração da estrutura dentária depende da utilização de material durável, cível e esteticamente aceitável. Os esforços para desenvolver materiais ideais com melhores propriedades prosseguem a um ritmo rápido. O principal componente do dente é uma hidroxiapatite carbonatada (HA) que contém outros iões como flúor, cloro, sódio, etc.

Portanto, a estratégia chave para combater os dentes doentes é restaurar a estrutura danificada e promover a remineralização por meio de uma abordagem biomimética.

Os materiais de fosfato de cálcio sintético (CP) consistem numa fase inorgânica e baseiam-se principalmente em fosfato de cálcio amorfo (ACP), HA (Ca10(PO4)6(OH)2), fosfato tetracálcico [TTCP, (Ca4(PO4)2O)], fosfato monocálcico monohidratado [MCPM, (Ca(H2PO4)2.H2O)], fosfato 0-tricalcálcico [0-TCP, (0- Ca3(PO4)2)], fosfato a-tricalcálcico [a-TCP, (a-Ca3(PO4)2)] e fosfato octacálcico [OCP, (Ca8H2(PO4)6.5H2O]4). O vidro bioactivo (BAG) é outro tipo de biocerâmica, que ganhou popularidade desde a sua invenção em 1969 pelo Prof.

Consiste principalmente em silício, cálcio, sódio, fósforo, e oxigénio. Estes biomateriais têm sido amplamente utilizados na reparação óssea, regeneração de tecidos, revestimentos, dispositivos de administração de medicamentos, e tratamento de tumores.

A tendência actual na odontologia é utilizar novos materiais restauradores para tornar a odontologia mais confortável, durável, eficiente e esteticamente agradável para o paciente. Portanto, os compósitos à base de resina com agentes remineralizantes bioactivos são hoje em dia muito procurados. As cargas bioactivas são incorporadas na matriz de resina de restaurações compostas e estudos in vitro têm demonstrado uma libertação sustentada de iões supersaturados de cálcio e fosfato.

Foi demonstrado que os compósitos CP remineralizam as lesões de esmalte e dentina in vitro. Estas cargas bioactivas podem ligar-se quimicamente ao tecido vivo, formando a camada de CP na interface do material dentário que torna a restauração durável e evita a ingressão bacteriana. É desejável que os materiais restauradores dentários sejam bioactivos que possam melhorar as propriedades mecânicas e a resistência de ligação, dependendo do comportamento de dissolução dos iões da superfície e que tenham uma morfologia de microestrutura que possa promover os mecanismos de endurecimento das fissuras de deflexão e ponte.

Contudo, ainda não é claro, qual o material bioactivo que deve ser incorporado nas resinas dentárias de modo a cumprir este requisito de materiais restauradores, relevantes para o ambiente oral. Os autores não encontraram um artigo de revisão exclusivo que abranja os principais aspectos dos compostos bioactivos à base de resinas dentárias (RBC) e adesivos.

CLASSIFICAÇÃO & DEFINIÇÃO

O desempenho dos materiais utilizados na área médica são avaliados quanto à sua biofuncionalidade e biocompatibilidade.

A **funcionalidade biológica** refere-se à propriedade que um dispositivo deve ter de desempenhar uma determinada função do ponto de vista físico e mecânico.

A **biocompatibilidade** refere-se à capacidade do dispositivo de continuar a desempenhar essa função específica durante toda a vida útil da planta e está intimamente relacionada com a interacção entre os biomateriais e os tecidos com os quais entram em contacto.

1. **Com base na reacção dos tecidos, a biocerâmica está dividida em três grupos (de acordo com Best et al 2008):**
   a) **Bioinert bioceramics**:
      O termo bioinert refere-se a qualquer material que uma vez colocado no corpo humano tem uma interacção mínima com o tecido que o rodeia.
      Por exemplo: Aço inoxidável, titânio, alumina, zircónio parcialmente estabilizado e polietileno de ultra-alto peso molecular.
   b) **Biocerâmica bioactiva**:
      Estas biocerâmicas têm uma longa durabilidade nos tecidos e só reagem com tecidos na sua interface de contacto (vidros bioactivos, cerâmica de vidro bioactiva, hidroxiapatite, silicatos de cálcio).

   c) **Biocerâmica biodegradável**:
      Estas biocerâmicas podem ser dissolvidas e absorvidas pelos tecidos e são eventualmente substituídas por tecido ou participam na composição do tecido (fosfato tricálcico, óculos bioactivos). Isto é particularmente importante com estruturas treliçadas. [16]

PERSPECTIVA HISTÓRICA

A introdução da biocerâmica data de 1969, quando os investigadores encontraram um novo material chamado Bioglass, quando foi descoberto em vários componentes de vidro que podiam ser misturados com cerâmica para criar outro composto que pudesse ser facilmente integrado no osso humano. Esta grande revelação tornou-se o fundamento de invenções chave na endodontia. A sua gama de aplicações médicas, como na reconstrução dentária e no tratamento ósseo, emanou de melhorias na compatibilidade da biocerâmica.

As propriedades químicas da biocerâmica, bem como a sua compatibilidade biológica, encorajaram os cientistas a realizar mais avaliações científicas para determinar os melhores métodos para abordar os problemas dentários e ósseos utilizando o composto. A gama de vantagens associadas à utilização da biocerâmica deve-se à sua ampla disponibilidade e aplicação em diferentes áreas médicas. A introdução de novas abordagens tem sido bem recebida devido à sua eficiência baseada na extensa investigação académica realizada antes da concepção de novas técnicas. Vale a pena salientar que, embora a utilização de biocerâmicas tenha sido melhorada através de novas tecnologias, no entanto, a sua apreciação, aplicações e investigação relevante sobre a sua utilização é limitada.

Por outro lado, as marcas comerciais que comercializam no mercado não são familiares à maioria dos dentistas, particularmente nos países subdesenvolvidos, onde a degradação e lesões dentárias são mais comuns. Além disso, o tratamento de ossos e dentes tem sido cada vez mais favorecido, e os investigadores têm encorajado os dentistas a adoptar a biocerâmica ao mesmo tempo que consideram o dente original como Perspectiva Histórica | um bloco de construção. Tais desenvolvimentos têm contribuído para a actual consciencialização entre académicos e médicos que procuram fazer avançar os resultados dos pacientes e os diagnósticos recorrentes em endodontia. Através do avanço da tecnologia, o início da biocerâmica evoluiu para incluir a necessidade de resultados endodônticos estelares que estão associados à eficiência do tratamento e à minimização de custos.

Actualmente, o foco da biocerâmica está na ciência dos materiais onde este nível de profissionalismo e tecnologia tem sido mantido para proporcionar excelentes resultados aos pacientes e dentistas. A utilização da biocerâmica tem vindo a aumentar com o passar do tempo, tal como as novas abordagens para o refinamento desta opção de tratamento. Em todo o mundo, os dentistas têm-se concentrado nos novos métodos e avanços que têm sido alcançados neste campo. Existe pouca literatura que avalie os progressos alcançados com vista à apresentação de orientações sustentáveis em consonância com as necessidades futuras dentro da área. Por conseguinte, esta revisão está centrada em dar uma avaliação crítica das tecnologias para determinar as tendências actuais na perspectiva dos dados científicos/clínicos existentes.

Embora os estudos anteriores e a revisão existente tenham limitações significativas de depender de dados gerados por outras fontes, os principais resultados da investigação serão essenciais para preencher esta lacuna da literatura. Além disso, uma compreensão clara das descobertas fundamentais relevantes para a biocerâmica na medicina dentária estará a preencher esta lacuna da literatura. Além disso, uma compreensão clara das descobertas fundamentais relevantes para a biocerâmica na odontologia será indispensável à prática médica devido à necessidade de melhorar os resultados dos pacientes e de reduzir o período intra-hospitalar. [17]

O primeiro material biocerâmico utilizado com sucesso na endodontia foi o cimento MTA que foi introduzido pelo Dr. Torabinejad em 1993. É osteocondutivo, indutivo e biocompatível. Este material foi desenvolvido e recomendado inicialmente como material de enchimento de extremidade radicular e, subsequentemente, tem sido utilizado para o nivelamento da polpa, pulpotomia, apexogénese, formação de barreira apical em dentes com ápices abertos, reparação de perfurações radiculares, e como material de enchimento de canal radicular. Até 2002, apenas estava disponível um material MTA constituído por pó de cor cinzenta (GMTA). Nesse ano, o MTA branco (wMTA) foi introduzido como ProRootMTA(Dentsply Endodontics, Tulsa, OK, EUA) para abordar a descoloração dos dentes associada ao GMTA. Na primeira forma, a cor cinzenta é dada por iões de ferro, que foram posteriormente removidos para obter a forma branca. A reacção de fixação é por hidratação, obtendo-se silicato de cálcio hidratado e hidróxido de cálcio que é libertado ao longo do tempo. A sua integração biológica deve-se aos iões de Ca, que formam hidroxiapatite em contacto com os iões de fosfato presentes no corpo.

O 'Biodentine' é um produto à base de silicato de cálcio que se tornou comercialmente disponível em 2009 (Septodont, Saint Maur des Fosses, França). O material é formulado utilizando a tecnologia do cimento à base de MTA e a melhoria de algumas propriedades destes tipos de cimentos, tais como qualidades físicas e manipulação.

BioAggregate (Verio Dental Co. Ltd., Vancouver, Canadá) é composto por silicato tricálcico de nano partículas, óxido de tântalo, fosfato de cálcio, dióxido de silício e apresenta um melhor desempenho em comparação com o MTA. O silicato tricálcico é a fase componente principal, o óxido de tântalo é adicionado como um radioopacificante e é isento de alumínio.

Ceramicrete é uma cerâmica de fosfato auto-ajustável desenvolvida no Argonne National Laboratory, Illinois, EUA, que se fixa num estado ambiente formado por reacção ácido-base entre um fosfato ácido (KH2PO4) e um insignificante óxido metálico básico solúvel (MgO calcinado). Mais recentemente, foi criado um material dentário/ ósseo à base de Ceramicrete biocompatível e radiopaco, incorporando pó de hidroxiapatita e óxido de cério radiopaco na cerâmica fosfossilicato.

Recentemente, foi introduzido no mercado um novo material de reparação de raízes, nomeadamente, EndoSequence Root Repair Material (ERRM; Brasseler, Savannah, GA). Está também disponível como selador de canal radicular injectável iRoot SP e material de enchimento e reparação de canal radicular iRoot BP Plus. [16]

Embora haja ainda grandes questões a ultrapassar, os defensores da utilização da biocerâmica são optimistas como uma abordagem eficaz com um impacto crescente nas aplicações clínicas. A investigação alargada na ciência dos materiais e nos aspectos da biologia celular precisa de ser conduzida para compreender plenamente os processos envolvidos nestes sistemas. Além disso, os futuros estudos in vivo e in vitro devem avaliar sistematicamente os vários efeitos das diferentes biocerâmicas. A investigação interdisciplinar e colaborações eficazes podem potencialmente ultrapassar as principais questões relacionadas com a melhoria das propriedades mecânicas, bioactividade para activação genética, desempenho de revestimentos biomédicos, etc., e eventualmente tornar estes biomateriais opções viáveis no tratamento de defeitos ósseos num futuro próximo. [18]

Mitchell *et al* (1958)[19] O hidróxido de cálcio tem um potencial único para induzir a formação de osso heterotópico quando implantado no tecido conjuntivo do rato.

Dylewaski (1971)20 demonstrou a utilização de hidróxido de cálcio em apices abertos de dentes não vitais e concluiu que estimulava a formação de tecido de granulação para reparar a destruição óssea e formar uma barreira calcária (osteodentina) que se tornou contínua com a predentina no ápice.

Hench *et al* (1973)[21] descreveram a ligação química directa entre os materiais de implantes de vitrocerâmica bioactiva e de bio-implantes de vidro com tecido duro e mole.

Hench *et al* (1974)22 concluíram que as reactividades de superfície dos vidros e materiais de vidro não porosos in vitro estão correlacionadas com actividades biológicas in vivo e em cultura de tecidos e permitem a ligação química com o tecido.

Baume *et al* (1981)23 concluíram que o hidróxido de cálcio utilizado no nivelamento directo da polpa fornece 90 % da taxa de sucesso ao formar um selo hermético.

Torneck *et al* (1983)[24] avaliaram o efeito do hidróxido de cálcio na síntese do ADN do fibroblasto de polpa porcina e concluíram que o hidróxido de cálcio influenciado pelo potencial inerente do órgão da polpa, um potencial que é, influenciado pela celularidade e vascularidade e pela extensão e grau em que a polpa pode ter ficado inflamada.

Stanely (1989)[25] explicou que o hidróxido de cálcio utilizado como agente de nivelamento da polpa porque a formação da ponte dentinal e vários factores afectam a taxa de sucesso.

Foreman *et al* (1990)[26] descreveram a acção, propriedades e utilizações do hidróxido de cálcio na odontologia e concluíram que este pode ser utilizado em forma pura e como constituinte do cimento proprietário.

Hench L (1991)[27] concluiu que a cerâmica utilizada na reparação e reconstrução de partes doentes ou danificadas do sistema músculo-esquelético é assim denominada como biocerâmica porque é bioinergética, reabsorvível, propriedade bioactiva.

LeGeros (1993)[28] explicou sobre bioactividade e bio-reabsorção de cerâmica de fosfato de cálcio e é utilizada para reparação óssea, aumento, substituição e como revestimento de implantes metálicos porque promove a formação de apatite carbonatada que é semelhante à apatite óssea.

Cao W (1996)[29] concluiu que o vidro bioactivo, a cerâmica bioactiva de vidro, a cerâmica bioactiva de fosfato de cálcio e os compostos e revestimentos bioactivos actuam como material bioactivo e ligam-se a tecidos vivos.

Wang (2003)[30] concluiu que o composto bioactivo é utilizado como material substituto para a substituição de tecidos doentes ou danificados no corpo humano.

Kokudo *et al* **(2003)**[31] explicaram sobre Bioglass, hidroxiapatita sinterizada, vitrocerâmica como material bioactivo e podem ser usados como substitutos ósseos devido à sua capacidade de formar osso como cristais de apatita.

Hench (2006)[32] concluiu que, historicamente, a função dos materiais bioactivos está a substituir tecidos doentes ou danificados.

Holand *et al* **(2006)**[33] explicaram sobre as propriedades bioactivas do material de restauração dentária em cerâmica de vidro.

Enkel *et al* **(2008)**[6] concluíram que os materiais bioactivos têm eficiência na indução de tecidos mineralizados em endodontia, tanto em estudos com animais como em ensaios em humanos. Os biomateriais injectáveis que combinam biocompatibilidade, bioactividade e propriedades reológicas poderiam ser uma boa alternativa aos materiais de enchimento de canais radiculares.

Salonen JI *et al* **(2009)**[34] concluíram que o vidro bioactivo poderia ser utilizado para induzir mineralização em tecido conjuntivo vivo, em matriz dentina descalcificada e em dentina com túbulos dentinários abertos.

Gandolfi *et al* **(2010)**[35] concluíram que a bioactividade (isto é, capacidade de formação de apatite) do ProRoot MTA e tem vantagens sobre outros cimentos utilizados para reparações de extremidade ou perfuração radicular e correlacionados com a sua biocompatibilidade, propriedade osteocondutora e osteoindutora óptimas.

Parirokh *et al* **(2010)**[36] descreveram sobre as propriedades químicas, físicas e antibacterianas do agregado mineral trióxido e pode ser utilizado para o nivelamento da polpa, pulpotomia, apexogénese, formação de barreira apical em dentes com ápices abertos, reparação da perfuração da raiz e como material de preenchimento da raiz e considerado como material bioactivo que influencia o seu ambiente circundante.

Wang *et al* **(2011)**[37] concluíram que a pasta dentífrica bioactiva inovadora contendo vidro oclui os túbulos dentinários e resiste ao desafio ácido, sendo assim útil para o tratamento da hipersensibilidade da dentina e remineralização da dentina.

Laurent P *et al* **(2012)**[38] concluiu que o cimento à base de silicato de cálcio (Biodentine) induz a síntese de dentina reparadora devido à modulação da secreção de TGF a partir de células de polpa de polpa dentária.

Farooq *et al* **(2012)**[39] concluíram que o vidro bioactivo com várias composições utilizado como material bioactivo e com uma vasta gama de aplicações médicas e dentárias e utilizado como enxertos ósseos, andaimes e material de revestimento para implantes dentários.

Shokouhinejad *et al* **(2012)**[40] avaliam a bioactividade do BioAggregate, Materiais de reparação radicular EndoSequence e ProRoot MTA branco e concluíram que este provoca a precipitação de estruturas cristalinas apatitas e, por conseguinte, é considerado bioactivo.

Koch *et al* **(2013)**[41] concluíram que a biocerâmica utilizada como material bioactivo não resulta numa resposta inflamatória significativa se ocorrer um enchimento excessivo durante o processo de obturação ou numa reparação da raiz. Uma outra vantagem do próprio material é a sua capacidade (durante o processo de endurecimento) de formar hidroxiapatita e, em última análise, criar uma ligação entre a dentina e o material de preenchimento.

Sharma *et al* **(2013)**[42] descreveram as propriedades, fontes naturais e aplicação clínica de material bioactivo e moléculas em tratamentos médicos e dentários. Concluíram que a Bioglass, a hidroxiapatita sinterizada, o hidróxido de cálcio, a cerâmica à base de sílica mesoporosa e o agregado de trióxido podem ser utilizados como materiais bioactivos.

Han *et al* **(2013)**[43] concluíram que o ProRoot MTA branco, EndoSequence BC e Biodentine têm capacidade de produzir apatite e causar a incorporação de Ca e Si na dentina do canal radicular humano adjacente após imersão em solução salina tamponada de fosfato.

Malkondu *et al* **(2014)**[44] explicaram sobre Biodentine, material de substituição e reparação de dentina à base de silicato tricálcico contemporâneo que é biocompatível e pode ser utilizado como material bioactivo.

Jefferies *et al* **(2014)**[45] concluíram que o material bioactivo tem propriedades de regeneração e reparação, altamente biocompatível e bioactivo, pelo que pode ser utilizado como material restaurador.

Ashthna *et al* **(2014)**[1] Concluíram que os cimentos bioactivos podem ser utilizados como materiais restauradores e endodônticos devido à sua biocompatibilidade, selagem da interface do material dentário, formação de bioactividade-apatite, propriedades estáveis e sustentadas a longo prazo e também utilizados como revestimento e bases (Biodentine) e cimentos de cimentação para aplicações em coroas e pontes

Priyalaxmi *et al* **(2014)**[46] descreveram as principais vantagens e propriedades apreciáveis e a capacidade de alcançar a mineralização biomimética, Biodentine tem um grande potencial para revolucionar a gestão dos dentes afectados na Odontologia Conservadora e Endodontia.

Watson *et al* **(2014)**[47] concluem que a interacção entre cimentos de ionómero de vidro e cimentos de silicato de cálcio com tecido dentário, concentrando-se na interface dentino-restauração e a bioactividade dos materiais pode produzir mineralização dentro do substrato dentinário subjacente.

Bali *et al* **(2014)**[48] explicaram que o cimento de mistura enriquecida com cálcio é utilizado como material bioactivo devido à propriedade de regeneração e reparação e tem uma boa biocompatibilidade.

Zhu *et al* **(2014)**[49] concluíram que o cimento nanoparticular Bioceramic e o BioAggregate é capaz de promover a adesão celular, migração e fixação de células de polpa dentária humana e indicar a sua excelente citocompatibilidade.

Dong *et al* **(2014)**[50] explicaram sobre um composto bioresorbível preparado através da incorporação de carga de fosfato de cálcio que melhorou a resistência mecânica e tem potencial para ser aplicado no local de carga para fixação e reparação óssea e reduz a reacção inflamatória ou alérgica.

Sonarkar *et al* **(2015)**[19] descreveram que os materiais bioactivos têm propriedades de regeneração, reparação e reconstrução. Pode agir directamente sobre tecidos vitais induzindo a sua cura e reparação e indução de vários factores de crescimento e diferentes células.

Prati *et al* **(2015)**[51] concluíram que os materiais de silicato de cálcio hidráulico estão a definir uma nova abordagem de tratamento para a remineralização da dentina, terapia de polpa vital e regeneração e cura óssea.

Gandofil *et al* **(2015)**[52] concluíram que os cimentos de silicato de cálcio são biomateriais funcionais bioactivos (libertação de iões) bioactivos (formação de apatite) devido à libertação de cálcio e à formação de apatite induzem a formação de novas pontes dentinárias e a cura clínica.

Abbasi _et al_ (2016)[53] concluíram que o vidro bioactivo é capaz de se ligar tanto a tecidos moles como duros e promover o crescimento ósseo. O comportamento biológico está relacionado com a formação de uma camada de hidroxiapatite biologicamente activa. Daí que este material seja amplamente utilizado na medicina dentária.

Baraba _et al_ (2016)[54] avaliaram a citotoxicidade de dois seladores bioactivos de canal radicular: um baseado em agregado mineral trióxido, MTA Fillapex e outro baseado em biocerâmica, selador EndoSequence BC em cultura de fibroblasto de rato L929 e concluíram que o MTA Fillapex e o selador EndoSequence BC eram ambos citotóxicos.

Jitaru _et al_ (2016)[55] concluíram que as bioceramicas são os compostos cerâmicos que apresentam uma excelente biocompatibilidade devido à sua semelhança com a hidroxiapatita biológica e têm a capacidade de induzir uma resposta regenerativa no organismo.

Kim _et al_ (2016)[56] concluíram que os materiais à base de silicato de cálcio Biodentina e BioAggregate induzem efeitos favoráveis na formação de dentina reparadora durante a terapia de polpa vital e proporcionam um ambiente óptimo para a cura e reparação da polpa.

Khalid _et al_ (2017)[57] concluíram que o vidro bioactivo utilizado como material bioactivo no revestimento de implantes, enxertos ósseos, como material restaurador e andaimes de engenharia de tecidos. Também foram utilizados para substituição, reparação e regeneração de tecido perdido e remineralização de tecido duro dentário.

Profeta _et al_ (2017)[58] concluíram que o vidro bioactivo utilizado como material de enchimento ou revestimento de estruturas poliméricas ou como substitutos dos enxertos ósseos sintéticos para obter uma resposta biológica específica. Pode ser utilizado como processo de obturação do espaço do canal radicular.

Towhidul _et al_ (2017)[59] concluíram que o fosfato de cálcio tem propriedades osteoindutoras e osteocondutoras. Pode também ser utilizado para regeneração de tecidos moles, portanto, considerado como material bioactivo.

Dalia _et al_ (2017)[3] avaliaram o efeito da nanohidroxiapatite, do agregado mineral trióxido e da mistura de cimento enriquecido com cálcio na diferenciação odontogénica das células estaminais de polpa dentária humana cantam dois meios de cultura diferentes e concluíram que todos estes materiais podem promover a diferenciação odontogénica das células estaminais de polpa dentária. Por conseguinte, consideraram como materiais bioactivos para o nivelamento e a aplicação regenerativa da polpa dentária.

Ali *et al* (2017)[60] concluíram que os materiais biomiméticos funcionam como seladores de canais radiculares, materiais de enchimento, cimentos e material de reparação de raízes e coroas e possuem características como o reforço da obturação do enchimento radicular, boa capacidade de selagem, maior biocompatibilidade e propriedades antibacterianas.

Hegde *et al* (2017)[61] concluíram que o hidróxido de cálcio, MTA, BioAggregate, Biodentine, EndoSequence material de reparação de raízes, iRobot pode ser utilizado como material bioactivo. São indicados em nivelamento de polpa, pulpotomia, preenchimento de extremidades radiculares, reparação de reabsorção radicular e apexificação.

Raghavendra *et al* (2017)[62] concluíram que a Biocerâmica é um material bioactivo e utilizado para preencher defeitos ósseos, materiais de reparação de raízes, materiais de preenchimento apical, seladores de perfuração, como seladores endodônticos e como auxiliares da regeneração devido à sua actividade osteo-condutora intrínseca e têm capacidade de induzir respostas regenerativas no corpo humano.

Haung *et al* (2018)[63] analisaram a capacidade do selador AH plus e EndoSequence BC para selar os túbulos dentinários utilizando SEM e micro-CT e concluíram que o selador EndoSequence pode ter uma capacidade de selagem semelhante à do selador AH Plus.

Solanki *et al* (2018)[64] concluíram que a boa capacidade de selagem do Biodentine, juntamente com as suas propriedades biológicas favoráveis, mostram que o material pode ser utilizado com competência material de enchimento retrógrado.

Baskaran *et al* (2018)[65] concluíram que o agregado mineral trióxido (MTA), Angelus ou Biodentine era utilizado como material de nivelamento da polpa devido às suas propriedades regenerativas e de reparação.

Material	Brand	Abbreviation	Composition	Manufacturer
Bioceramic Sealer	iRoot SP Injectable Root Canal Sealer EndoSequence BC Sealer TotalFill BC Sealer	iRoot SP EndoSequence Sealer TotalFill Sealer	Tricalcium silicate, dicalcium silicate, calcium hydroxide, zirconium oxide, phosphate monobasic, filler and thickening agents	Innovative Bioceramix Inc. (IBC) Vancouver, British Colombia, Canada Brasseler USA Dental LLC, Savannah, GA
Bioceramic Root Repair Material Paste	iRoot BP Injectable Root Repair Filling Material EndoSequence Root Repair Material (RRM) Paste TotalFill BC RRM Paste	iRoot BP EndoSequence Paste TotalFill Paste	Tricalcium silicate, dicalcium silicate, zirconium oxide, tantalum pentoxide, calcium phosphate monobasic and filler agents	Innovative Bioceramix Inc. (IBC) Vancouver, British Colombia, Canada Brasseler USA Dental LLC, Savannah, GA
Bioceramic Root Repair Material Putty	iRoot BP Plus Injectable Root Repair Filling Material EndoSequence Root Repair Material (RRM) Putty TotalFill BC RRM Putty	iRoot BP Plus EndoSequence Putty TotalFill Putty	Tricalcium silicate, dicalcium silicate, zirconium oxide, tantalum pentoxide, calcium phosphate monobasic and filler agents	Innovative Bioceramix Inc. (IBC) Vancouver, British Colombia, Canada Brasseler USA Dental LLC, Savannah, GA

Biomédico

1. Terapia com células estaminais

O recente estudo das células estaminais abriu um novo potencial dentro da ciência e da medicina. Novos métodos de células estaminais com materiais bioactivos são renovados para a função de tecido ferido através da substituição de células mortas ou danificadas por células novas e saudáveis. [66]

2. Regeneração de tecido dentário

A ciência material conjugada com a biologia das células estaminais é importante em tais avanços para mover a odontologia regenerativa do laboratório para a clínica. A combinação de materiais de nanoestrutura, tais como matrizes biomiméticas e 16andaimes e células estaminais, irá certamente aumentar o impacto regenerativo dos tecidos patológicos dentários. [67]

3. Regeneração do esqueleto

O desenvolvimento ósseo na reparação e remodelação de fracturas no embrião e em adulto, envolve um número miniatura de células chamadas células estaminais mesenquimais (MSCs). Factores bioactivos específicos, anticorpos monoclonais e nutrientes estão envolvidos no isolamento e expansão mitótica in vitro de células estaminais humanas autólogas e apoiam o tratamento de várias condições clinicamente exigentes. Por exemplo, desenvolvimento ósseo, reparação óssea e terapia de regeneração esquelética (Scott *et al.* 1994; Arnold 2005).

4. Enxerto ósseo

Materiais bioactivos como a matriz osteocondutora, que actuam como andaimes para novo crescimento ósseo e proteínas osteoindutoras, que suportam mitogénese de células indiferenciadas combinadas com células osteogénicas (células estaminais mesenquimais), que são capazes de formar osso no ambiente apropriado no campo ortopédico. [68]

Seguimento de células estaminais - As nanotecnologias são plataformas emergentes que podem ser úteis na medição, seguimento e manipulação de células estaminais. Por exemplo; nanopartículas, poliplexos e nanotubos de carbono para o fornecimento intracelular de genes/ oligonucleótidos e proteínas/peptídeos, nanopartículas magnéticas e pontos quânticos para etiquetagem de células estaminais e rastreio in vivo, andaimes de engenharia à escala nanométrica para diferenciação e transplante de células estaminais. [69]

Aplicação de materiais biocerâmicos na Odontologia Conservadora e Endodontia

5. Terapia do canal radicular

O cimento Portland e o MTA são materiais bioactivos que são utilizados para manter a vitalidade da polpa e dos tecidos periodontais como parte dos procedimentos de reparação de revestimentos e perfurações de polpa. O agregado mineral trióxido é a escolha para reparação de dentes feridos e partidos e também utilizado como material obturador após terapia de canal radicular. Ajuda na apexificação.70

6. Reparação e Regeneração Dentária

As proteínas de matriz extracelular da dentina (ECMPs) contêm factores de crescimento que podem promover a cicatrização dos dentes e a regeneração da polpa. Podem estimular a proliferação das células estaminais da polpa, a diferenciação e a migração para locais de lesão. [71]

As proteínas de matriz extracelular da dentina e as biomoléculas de Dentonina estão entre os mais potentes de todos os factores de crescimento disponíveis para promover a reparação e regeneração de cachorros.

7. Em cirurgia dentária e reconstrução craniomaxilofacial

Biomateriais, tais como Emdogain contendo proteínas porcinas jogam na regeneração periodontal após doenças gengivais ou lesões. Os materiais ósseos sintéticos são utilizados na reconstrução maxilo-facial e craniofacial. [72]

O N-butil-2-cinoacrilato é amplamente utilizado como adesivo de tecido. É também utilizado para o enchimento e reparação de defeitos ósseos. Este material de enchimento é fixado num defeito ósseo mais rapidamente devido à propriedade adesiva do Histoacrilato ao tecido duro. [73]

8. Revestimentos de Implantes

Os metais são utilizados em dispositivos dentários e médicos devido às suas boas propriedades físicas e mecânicas, tais como baixa densidade e resistência mecânica. Os implantes dentários são feitos de ligas de titânio e têm um revestimento de hidroxiapatite para promover a osteogénese e as curas ósseas. [74]

9. Regeneração do tecido dentário

Alguns cientistas inventaram um novo biomaterial (gel regenerativo de tecidos) que pode promover a regeneração do tecido dentário.

10. Hipersensibilidade

Uma nova cerâmica de vidro bioactiva (bio silicato) é aplicada em casos de hipersensibilidade. A vitrocerâmica bioactiva é capaz de induzir a deposição de carbonato de hidroxil apatite (HCA) em túbulos dentinários abertos, ocluindo assim os túbulos dentinários. Assim, o bio silicato pode ser uma nova forma de tratar a hipersensibilidade da dentina. [75]

11. Agente Antimicrobiano e Desinfectante

Os agentes antimicrobianos são normalmente utilizados para vários procedimentos dentários, tais como tratamento endodôntico e periodôntico. O uso de vidro bioactivo pode ser inserido em defeitos periodontais e inibe a colonização bacteriana. Durante os procedimentos endodônticos, Bioactive também pode ser utilizado como desinfectante tópico e não demonstrou efeitos adversos na estabilidade da dentina. [76]

12. Tratar a gengivite

O vidro bioactivo demonstrou efeitos antiplaca e anti-gengivite superiores e diminuição da hemorragia gengival. A aplicação tópica da Bioglass reduziu os sinais de inflamação gengival.

13.   Material abrasivo na máquina de abrasão de ar dental

As partículas de alumina utilizadas no sistema de abrasão do ar dentário são consideradas tóxicas se inaladas. O vidro bioactivo tem a capacidade de substituir a alumina na máquina de abrasão do ar e a sua utilização produz menos danos no esmalte dentário.

HIDRÓXIDO DE CÁLCIO

Ossos e dentes são bio-compósitos que requerem deposição mineral controlada durante a sua auto-montagem para formar tecidos com propriedades mecânicas únicas. [77] Biominerais como o cálcio e o fosfato produzidos sinteticamente ou obtidos a partir de fontes naturais têm assim uma função importante na prevenção da desmineralização e no incentivo à remineralização dos tecidos duros do dente, juntamente com a preservação e manutenção da saúde da polpa. [78]

O hidróxido de cálcio introduzido em 1920 (Hermann 1920), tem sido amplamente utilizado na endodontia e na odontologia operatória. É uma substância alcalina forte, que tem um pH de aproximadamente 12,5. Numa solução aquosa, o hidróxido de cálcio dissocia-se em cálcio e iões de hidroxilo. Várias propriedades biológicas têm sido atribuídas a esta substância, tais como actividade antimicrobiana, capacidade de dissolução dos tecidos, inibição da reabsorção dentária e indução de reparação pela formação de tecidos duros. Devido a tais efeitos, o hidróxido de cálcio tem sido recomendado para utilização em várias situações clínicas. [79]

Hermann demonstrou a formação de ponte dentinária numa superfície pulpar exposta e é agora considerado o "padrão de ouro" para os agentes de nivelamento directo da polpa. [80] A dissociação de Ca(OH)2 em iões de cálcio e hidroxil resulta num aumento local do pH. O pH elevado de $Ca(OH)_2$ causa irritação do tecido pulpar, o que estimula a reparação da dentina pela libertação de moléculas bioactivas tais como a Proteína Morfogénica Óssea e o Factor de Crescimento Transformador-Beta Um. [81]

Características do hidróxido de cálcio82

- Devido à sua composição química e actividade, o hidróxido de cálcio foi introduzido na endodontia como um agente de revestimento directo de pasta.

- É um pó branco inodoro com a fórmula química Ca $(OH)_2$ e um peso molecular de 74,08.

- Tem baixa solubilidade na água (cerca de 1,2 g L)1 a 25 ^{0C}), que diminui com um aumento da temperatura. Foi demonstrado que o coeficiente de dissociação de Ca $(OH)_2$ (0,17) controla a lenta libertação tanto de cálcio como de iões hidroxil.

- O pó puro tem um pH elevado (aproximadamente 12,5-12,8) e é insolúvel em álcool.

- A sua principal acção manifesta-se devido à dissociação iónica dos iões Ca+2 e OH-2 e ao seu efeito no tecido vital, levando à geração ou indução de deposição de tecido duro e também demonstrando potencial antibacteriano.

- Quando Ca $(OH)2$ é exposto ao dióxido de carbono (CO2) ou iões carbonato

(CO3-) no tecido biológico, a sua dissociação leva à formação de carbonato

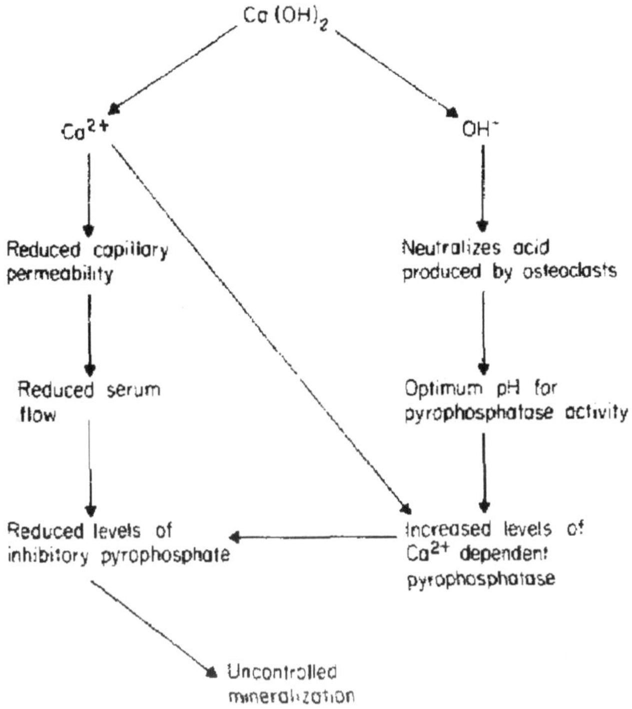

Calcium Hydroxide induced mineralization

de cálcio (CaCO3) e a um consumo global de iões Ca2+.

ACÇÃO DO HIDRÓXIDO DE CÁLCIO

Modo de acção

Dependendo da sua aplicação, o modo de acção de Ca (OH)2 pode variar.

Actividade antimicrobiana83

- A actividade antimicrobiana de Ca (OH)2 está relacionada com a libertação de iões hidroxil num ambiente aquoso.

- Os iões Hydroxyl são radicais livres altamente oxidantes que mostram uma reactividade extrema com várias biomoléculas. Esta reactividade é elevada e indiscriminada, pelo que este radical livre raramente se difunde para longe dos locais de geração. Os efeitos letais dos iões hidroxil nas células bacterianas devem-se provavelmente aos seguintes mecanismos:
    1. danos na membrana citoplásmica bacteriana;
    2. desnaturação de proteínas; e
    3. danos no ADN.

1. Danos na membrana citoplásmica bacteriana79

A membrana citoplasmática bacteriana possui funções importantes para a sobrevivência da célula, tais como

- permeabilidade selectiva e transporte de solutos;
- transporte de electrões e fosforilação oxidativa em espécies aeróbias;
- excreção de exoenzimas hidrolíticas;
- contendo enzimas e moléculas transportadoras que funcionam na biossíntese do ADN, polímeros de parede celular e lípidos de membrana; e contendo os receptores e outras proteínas dos sistemas de quimiotáctica e outros sistemas de transdução sensorial.
- Os iões hidroxil induzem a peroxidação lipídica, resultando na destruição dos fosfolípidos, componentes estruturais da membrana celular.
- Os iões hidroxil removem átomos de hidrogénio dos ácidos gordos insaturados, gerando um radical lipídico livre.
- Este radical lipídico livre reage com oxigénio, resultando na formação de um radical de peróxido lipídico, que remove outro átomo de hidrogénio de um segundo ácido gordo, gerando outro peróxido lipídico.
- Assim, os próprios peróxidos actuam como radicais livres, iniciando uma reacção em cadeia autocatalítica, e resultando em mais perdas de ácidos gordos insaturados e danos extensivos nas membranas.

2. Desnaturação de Proteínas79

- A desnaturação proteica do metabolismo celular é altamente dependente de actividades enzimáticas.
- As enzimas têm uma óptima actividade e estabilidade numa gama estreita de pH, o que se traduz numa neutralidade.
- A alcalinização fornecida pelo hidróxido de cálcio induz a quebra das ligações iónicas que mantêm a estrutura terciária das proteínas. Como consequência, a enzima mantém a sua estrutura covalente, mas a cadeia de polipeptídeos é desfeita aleatoriamente em conformação espacial variável e irregular.
- Estas alterações resultam frequentemente na perda da actividade biológica da

enzima e na perturbação do metabolismo celular. As proteínas estruturais também podem ser danificadas por iões hidroxil.

3. **Danos no ADN79**

- Os iões Hydroxyl reagem com o ADN bacteriano e induzem a divisão dos filamentos. Os genes são então perdidos. Consequentemente, a replicação do ADN é inibida e a actividade celular é desarranjada. Os radicais livres também podem induzir mutações letais.

- Tem sido sugerido que a capacidade do hidróxido de cálcio para absorver dióxido de carbono pode contribuir para a sua actividade antibacteriana. Contudo, o cemento é permeável à água, iões e pequenas moléculas.

- Assim, o fornecimento de dióxido de carbono às bactérias restantes no sistema de canais radiculares pode ser mantido a partir do exterior. Além disso, as bactérias localizadas em ramificações têm acesso directo ao dióxido de carbono dos tecidos peri radiculares. O hidróxido de cálcio impede o fornecimento de dióxido de carbono às bactérias. Em resumo, a actividade antimicrobiana do Ca (OH)2 está relacionada com a libertação de iões hidroxil altamente reactivos num ambiente aquoso, o que afecta principalmente as membranas citoplasmáticas, as proteínas e o ADN.

<u>**Actividade de Mineralização82**</u>

- Quando usado como agente de revestimento de pasta e em casos de apexificação, uma barreira calcificada pode ser induzida por hidróxido de cálcio.

- Devido ao elevado pH do hidróxido de cálcio puro, ocorre uma camada superficial de necrose na polpa até uma profundidade de até 2mm. Para além desta camada, apenas se observa uma ligeira resposta inflamatória e desde que o campo operatório seja mantido livre de bactérias quando o material foi colocado, pode formar-se tecido duro.

- O grupo hidroxila é considerado como o componente mais importante do Ca (OH)2, uma vez que proporciona um ambiente alcalino, que encoraja a reparação e a calcificação activa.

- O pH alcalino induzido não só neutraliza o ácido láctico dos osteoclastos, evitando assim a dissolução dos componentes minerais da dentina, como também pode activar fosfatases alcalinas que desempenham um papel importante na formação de tecidos duros.

- A fosfatase alcalina é uma enzima hidrolítica que actua por meio da libertação de fosfatase inorgânica dos ésteres de fosfato. Pode separar os ésteres fosfóricos, libertando iões fosfatos, que depois reagem com iões de cálcio da corrente sanguínea para formar um precipitado, fosfato de cálcio, na matriz orgânica. Este precipitado é a unidade molecular da hidroxiapatita, que se crê estar intimamente relacionada com o processo de mineralização.

Em resumo, a acção mineralizante de Ca $(OH)_2$ é directamente influenciada pelo seu pH elevado. O pH alcalino não só neutraliza o ácido láctico dos osteoclastos, como também pode activar fosfatases alcalinas, o que desempenha um papel importante na formação de tecidos duros.

BIOACTIVIDADE DO HIDRÓXIDO DE CÁLCIO

- A capacidade de libertar cálcio e iões hidroxil é um factor chave para o sucesso da terapia de nivelamento da polpa devido à acção do cálcio na diferenciação celular da polpa e na mineralização dos tecidos duros. [84]

- Os iões de cálcio são necessários para a diferenciação e mineralização das células da polpa e os iões Ca+2 modulam especificamente os níveis de osteopontin, proteína-2 morfogenética óssea durante a calcificação da polpa. [85]

- Além disso, os eufóricos iões Ca+2 aumentam a proliferação de células de polpa dentária humana de uma forma dose-dependente e a libertação de Ca+2 aumenta a actividade da pirofosfatase, que ajuda a manter a mineralização dentinária e a formação de uma ponte dentinária. [86]

- Além disso, os iões hidroxil estimulam a libertação de fosfatase alcalina e BMP-2, que participam no processo de mineralização. [87]

- O salicilato e o óxido de zinco na composição, actuando como agentes Ca-chelantes, provavelmente facilitam a deposição de fosfato de cálcio. [88]

Aplicações clínicas do hidróxido de cálcio quando usado como agente de revestimento de polpa na terapia com polpa vital

- O desenvolvimento anormal da raiz dos dentes submetidos a tratamento de canal radicular terá impacto no prognóstico, assim como na retenção do dente. Portanto, o objectivo principal do tratamento de dentes permanentes imaturos como e onde possível é manter a vitalidade da polpa, de modo a encorajar a progressão do desenvolvimento radicular (isto é, apexogénese). Por conseguinte, os procedimentos incluídos na terapia da polpa vital são: Pulpcapping indirecto e directo, pulpotomia (superficial) e pulpotomia cervical.89

- Diversos materiais têm sido defendidos para induzir o desenvolvimento normal das raízes, sendo o mais popular Ca (OH)2. Zander (1939) foi dos primeiros a relatar a utilização de um material Ca (OH)2 como tratamento para a polpa dentária exposta e especulou que o sucesso do Ca (OH)2 estava relacionado com a sua elevada alcalinidade. [90]

- O mecanismo de indução da formação e reparação da ponte dentinal sob Ca

(OH)$_2$ é a coagulação superficial do tecido pulpar sobre o qual foi colocado, iniciada por danos nos vasos sanguíneos.

- Devido ao seu pH elevado, Ca (OH)2 ajuda a manter a região imediata num estado de alcalinidade, o que é necessário para a formação de osso e dentina. Sob esta região de Ca(OH)2 necrose de coagulação induzida, que é saturada com iões de cálcio, as células do tecido de polpa subjacente diferenciam-se em células semelhantes a odontoblastos, que começam então a elaborar a matriz. [91]

Limpeza de polpa/Pulpotomia

Um dos agentes mais eficazes e populares é o Ca (OH)$_2$, que também pode ser utilizado como protector da polpa, mas só deve ser utilizado onde for indicado e que com a aplicação de uma camada fina. [91]

- O Ca (OH)$_2$ de metilcelulose ou aquosa regular falha como material base. É biocompatível, mas infelizmente tem uma baixa resistência à compressão que é incompatível com as forças de condensação utilizadas na colocação de alguma restauração definitiva.

- Ca (OH)$_2$ puro causa necrose de aproximadamente 1,5 mm do tecido da polpa. A acção cáustica das formulações de Ca (OH)2 de alta HP reduz o tamanho da polpa dentária subjacente em até 0,7 mm. Para superar estes inconvenientes, foram introduzidas formulações de Ca (OH)2 de endurecimento.

- No caso de nivelamento indirecto da polpa (IPC), Ca (OH)$_2$ está a ser utilizado como agente antibacteriano e estimulante suave da polpa para produzir dentina irritante. Warfving et al. (1987) relataram que, para alcançar estes dois objectivos; a pasta de Ca (OH)$_2$ em soro fisiológico era muito mais eficaz do que um cimento comercial de Ca (OH)2 duro (Life; SybronEndo).

- Outra variação de um revestimento de Ca (OH)2, Prisma VLC Dycal (LD Caulk Co., Milford, DE, EUA), consiste em Ca (OH)2 e enchimentos de sulfato de bário dispersos numa resina de dimetil acrilato de uretano especialmente formulada, contendo iniciadores (camphoroquinone) e activadores. [92]

Prisma VLC Dycal tem uma série de vantagens sobre a água normal ou Ca (OH)2 à base de metilcelulose:

- melhorou drasticamente a sua força,
- essencialmente sem solubilidade em ácido,
- solubilidade mínima na água,
- controlo sobre o tempo de trabalho
- propriedades físicas máximas

- A estrutura coronal da superfície de Ca(OH)$_2$ induziu pontes com o microscópio electrónico leve e de varrimento e encontrou aberturas tubulares rodeadas por feixes de colagénio em condições semelhantes às encontradas na predentina normal. [82]

- Franz *et al.* (1984) avaliaram pontes dentinárias formadas após 4-15 semanas de cobertura de polpa com uma pasta de Pulpdent [Ca (OH)2], expondo deliberadamente polpas humanas usando microscopia electrónica de varrimento (SEM), bem como técnicas micro-radiográficas; ele encontrou pontes completas e aumento da espessura da ponte ao longo de períodos pós-tratamento mais longos. As secções transversais das polpas tratadas revelaram uma camada amorfa superior composta por resíduos de tecido e Ca (OH)2 uma camada intermédia de uma malha grosseira de fibra identificada como fibrodentina, e uma camada interior contendo osteodentina tubular.93

1. Possibilidade de uma calcificação completa do tecido no canal radicular.

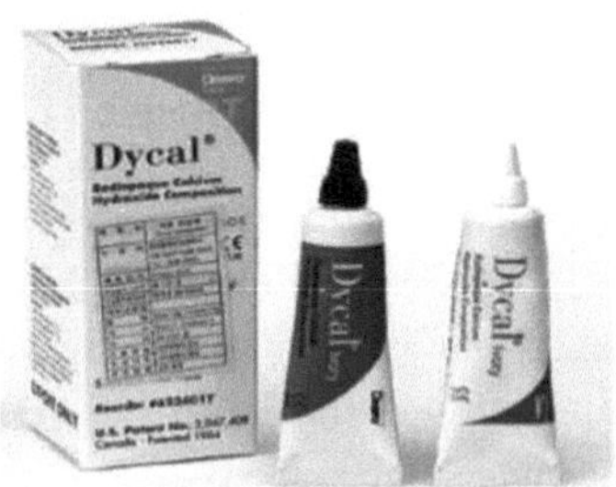

Figure 4

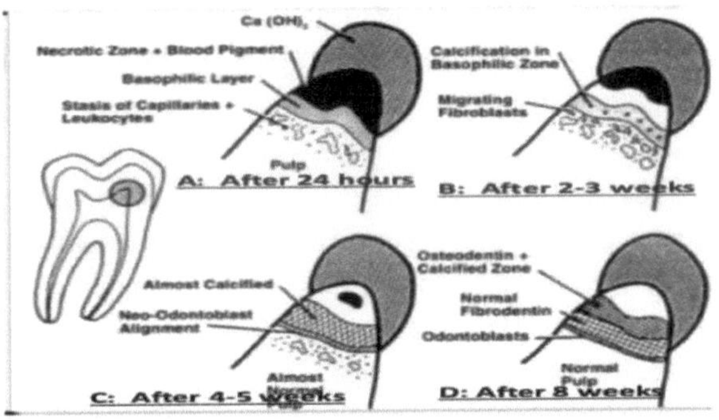

Figure 5

2. Persistência da inflamação induzida.

Apexificação

- A apexificação é definida como o processo de criação de um ambiente dentro do canal e tecidos periapicais após a eliminação da polpa, o que permite a formação de uma barreira calcificada através do ápice aberto de uma raiz imatura.
- Esta barreira calcificada consiste em osteocementum ou outro tecido

semelhante a ossos (Grossman 1988). A criação de um ambiente adequado para a formação da barreira calcificada envolve, limpeza e moldagem do canal para remover detritos e bactérias, seguida da colocação de um material adequado no ápice. [95]

- O desbridamento minucioso para remover bactérias e tecido necrótico do sistema de canais é o principal factor responsável pelo fecho apical. Ca (OH)2 é utilizado como material de enchimento temporário do canal e tem um efeito bactericida. [95]
- Cvek (1972) observou o fecho apical da raiz e a cicatrização óssea após a colocação intracanal de Ca (OH)$_2$ em 50 de 55 incisivos maxilares com raízes imaturas. Binnie & Rowe vestiu pré-molares imaturos em cães com Ca (OH)2 e água destilada e observou uma resposta inflamatória mínima nos tecidos periapicais com formação contínua de raízes. [96]
- Da perspectiva histológica, o tecido calcificado que se forma sobre o forame apical tem sido identificado como um material osteóide ou cementoide. [82]
- Segundo Grossman (1988), o tecido polpa residual não danificado e a camada odontoblástica associada ao tecido polpa retomam a sua formação matricial e a subsequente calcificação é guiada pela bainha epitelial reactivada Hertwig (HERS). Grossman (1988) também salientou que a HERS e o tecido de polpa que uma vez foram danificados podem explicar porque algumas das formações apicais parecem atípicas. [97]
- O tipo de barreira que se forma depende da extensão da necrose da polpa no início do tratamento. Polpa vital (mas provavelmente inflamada) pode estar presente na extremidade da raiz; após a pulpectomia, preparação do canal, irrigação e inserção de Ca(OH)2, pode esperar-se alguma formação contínua da raiz a partir da HERS sobrevivente. Se houver inflamação grave (ou mesmo formação de abscesso) no periapéx (com ou sem o tracto sinusal), a HERS foi provavelmente destruída por completo. [95]
- Em resumo, Ca (OH)$_2$ é o material de escolha para criar uma barreira calcificada na extremidade da raiz dos dentes com polpas necróticas e apices imaturos 'abertos'. No entanto, a eliminação da infecção e tecido de polpa necrótica, e o estabelecimento de um selo coronal eficaz após a colocação do medicamento intracanal parecem ser mais importantes do que o tipo de medicamento intracanal utilizado.

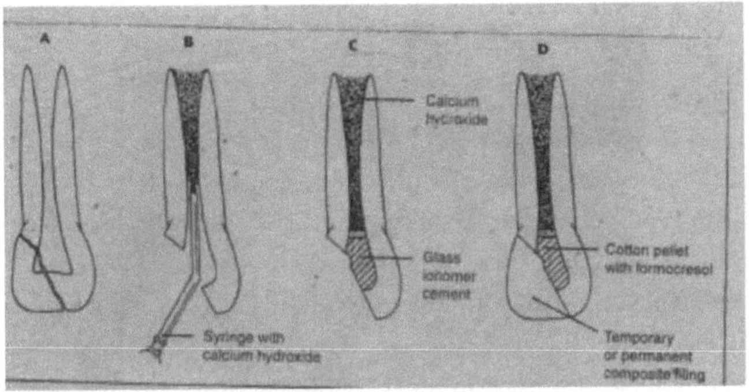

Figure 6 - Apexification using calcium hydroxide

<u>Hidróxido de cálcio quando usado em seladores durante o tratamento de canais radiculares</u>

- Os seladores são responsáveis pelas principais funções de um enchimento de raiz, nomeadamente, selagem do sistema de canais radiculares, sepultamento de bactérias remanescentes e enchimento de irregularidades no sistema de canais.

Sealapex (SybronEndo, Orange County, CA, EUA) e Apexit (Ivoclar Vivadent Inc., Schaan, Liechtenstein) são nomes de marca deste tipo de material. [98]

1. LEAKAGE

Sleder *et al.* (1991) relataram que a Sealapex tinha uma capacidade de selagem comparável à do Tubliseal. Cobankara *et al.* (2006) avaliaram o selo apical obtido com quatro seladores de canal radicular (Rocanal 2, Sealapex, AH-Plus, e RC 29

Selador) e relatou que a fuga apical associada a todos os seladores diminuiu gradualmente de 7 para 21 dias. A Sealapex teve melhor selagem apical do que os outros seladores aos 7, 14 e 21 dias. [99]

2. CITTOXICIDADE

Brisen.o & Willershausen (1992) avaliaram a citotoxicidade de quatro diferentes seladores de canais radiculares à base de hidróxido de cálcio (Sealapex), Apexit (Ivoclar Vivadent), CRCS (Coltene Whaledent) e Endoflas FS (Sanlor, Miami, FL, EUA).

A Sealapex demonstrou uma citotoxicidade relativamente baixa após 3 dias de culto. Embora CRCS e Apexit tivessem uma citotoxicidade ligeiramente mais elevada durante a fase inicial das experiências, foi possível medir um nível decrescente de toxicidade após 3 dias de culto. [100]

3. PROPRIEDADE ANTIBACTERIANA

Duarte *et al.* (2000) avaliaram o pH e a libertação de iões de cálcio de três seladores de canal radicular, Sealapex, Sealer 26 e Apexit às 24 e 48 h, e 7 e 30 dias após a espatulação. A Sealapex produziu um pH alcalino e libertou quantidades significativamente maiores de cálcio, com resultados ainda mais pronunciados após 30 dias. Sealapex teve a maior libertação de cálcio e hidroxil, especialmente após intervalos de tempo mais longos, enquanto que Sealer 26 teve a maior libertação durante os períodos iniciais (ou seja, durante o seu período de fixação). [101]

4. SOLUBILIDADE

Ao considerar a solubilidade dos seladores endodônticos, deve notar-se que a sua solubilidade em solventes específicos, como o clorofórmio, é uma característica positiva.

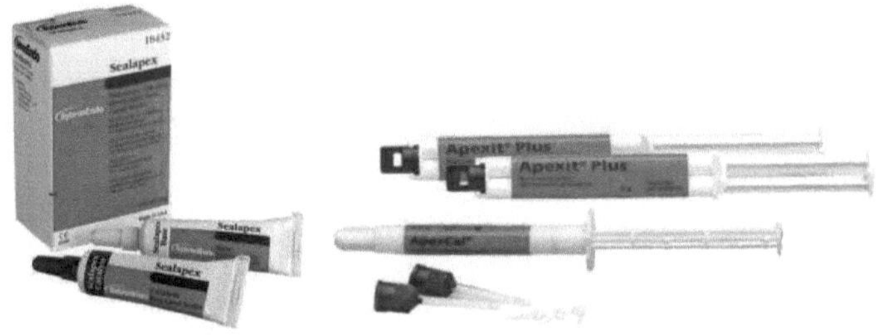

Toxicidade de Ca (OH)2 em vedantes

Economides *et al.* (1995) reportaram que Sealapex a Ca (OH)$_2$, selador de canal radicular; SybronEndo) causou uma reacção inflamatória moderada a severa, enquanto que CRCS Ca (OH)2, selador de canal radicular, Coltene-

A baleia provocou reacções ligeiras a moderadas no tecido conjuntivo de ratos.[82]

Figura 7- Vedante à base de hidróxido de cálcio

Efeito de Ca (OH)2 na dentina102

- O tratamento endodôntico de dentes imaturos com polpas não vitais é um desafio. A apexificação por Ca (OH)$_2$ foi baseada no conceito de cura apical que foi promovido através da indução de uma barreira apical, ao mesmo tempo que o pH elevado proporciona uma capacidade antibacteriana[31]

- Para que o hidróxido de cálcio actue eficazmente como um medicamento intra-canal, os iões hidroxil devem ser capazes de se difundir através da dentina.
- A difusão de iões hidroxil através da dentina depende do período de medicação, do diâmetro dos túbulos dentinários (cervical versus apical) e da remoção da camada de esfregaço (patência dos túbulos dentinários). Além disso, a difusão de iões hidroxil através de áreas de reabsorção radicular onde o pH é ácido tem um efeito positivo na progressão da reabsorção radicular inflamatória.

Outras Aplicações Clínicas do Hidróxido de Cálcio Quando Usado em Terapia Endodôntica

Canais com Exsudado103

- Uma condição de perplexidade a tratar é o dente com um exsudado constante claro ou avermelhado associado a uma grande radiolucência apical. Tal dente é frequentemente assintomático, mas pode ser tenro à percussão ou sensível à pressão digital sobre o ápice. Se cultivado, a drenagem não irá geralmente suportar o crescimento bacteriano.
- A melhor maneira de parar o exsudado em tais casos é secar o canal com pontos de papel estéril e colocar pasta Ca (OH)2 no canal.
- O possível mecanismo de acção de Ca (OH)$_2$ nestes casos está relacionado com o seu pH básico, que converte o pH ácido dos tecidos periapicais para um mais ambiente básico.

Duas outras teorias foram também propostas:

(i)   o potencial calcificador de Ca (OH)$_2$ pode começar a acumular osso na lesão e

(ii)   a acção cáustica do Ca (OH)$_2$ cauteriza o tecido residual cronicamente inflamado.

Fractura de Raiz Horizontal104

- A utilização de Ca (OH)$_2$ nos dentes com fracturas radiculares horizontais foi primeiramente recomendada por Cvek. Ele propôs que o canal ao nível da linha de fractura fosse comparável ao forame apical de um dente imaturo.

  Assim, ele assumiu que a reparação seria semelhante ao procedimento de apexificação utilizado para um dente com um ápice aberto.

- Os benefícios do tratamento de canal radicular com Ca(OH) ocorrem provavelmente devido ao seu efeito antibacteriano e à sua capacidade de promover a formação de uma barreira tecidual dura na abertura apical do fragmento coronal, facilitando assim o enchimento com Gutta percha .

- A frequência de cura (86%) neste protocolo de tratamento é semelhante à relatada para o tratamento de dentes imaturos sem fractura da raiz, ou seja, cura após tratamento com hidróxido de cálcio e posterior enchimento com Gutta-percha.

Reabsorção radicular82

- A reabsorção radicular pode afectar o cemento e/ou a dentina da raiz. Com base no local de origem da reabsorção, esta pode ser referida como reabsorção interna, externa ou final da raiz.

- Ca (OH)$_2$ tem uma influência activa no ambiente local em torno de uma área reabsorvente, reduzindo a actividade osteoclástica e estimulando a reparação. Isto está directamente relacionado com o pH alcalino de Ca (OH)$_2$, que permeia através da dentina.

- A reabsorção do tecido duro, com a sua actividade enzimática, ocorre num pH ácido Ca (OH)2 cria um ambiente alcalino no qual a reacção é invertida e a deposição do tecido duro pode ter lugar.

- O fenómeno de alteração do pH em direcção à periferia é aumentado, especialmente quando a reabsorção expôs dentina relatada numa técnica que utiliza uma mistura de Ca (OH)2 camphorated mono clorofenol para o tratamento não cirúrgico da reabsorção interna perfurante.

AGREGADO MINERAL TRIÓXIDO

Os cimentos silicato de cálcio, tais como os MTAs (agregados de trióxido mineral) e outros materiais derivados de Portland, são cimentos hidráulicos compostos principalmente de silicato dicálcico e silicato tricálcico, tricalaluminato de cálcio e componentes de gesso. Quando misturados em solução aquosa, estes componentes hidrofílicos sofrem uma série de reacções físico-químicas que levam à formação de gel nano-poroso de hidratos de silicato de cálcio ("CSHphases") uma fracção solúvel de hidróxido de cálcio Ca (OH)2 ou fases de aluminato de cálcio portlandite e aluminato de cálcio hidratado. [105]

O agregado mineral de trióxido (MTA) foi introduzido por Mahmoud Torabinejad na Universidade de Loma Linda, Califórnia, EUA, em 1993 e foi aprovado para uso endodôntico pela U.S. Food and Drug Administration em 1998.[106]

O MTA e materiais relacionados são um conglomerado de cimento Portland refinado e óxido de bismuto. O principal componente é o cimento Portland que é uma mistura de silicato dicálcico, silicato tricálcico, aluminato tricálcico, gesso, e aluminoferrita tetra-cálcio. O gesso é um importante regulador do tempo de fixação, como o aluminoferrite tetracálcico, mas em menor grau. Os produtos de MTA podem possuir aproximadamente metade do conteúdo de gesso do cimento Portland e, juntamente com quantidades menores de espécies de alumínio que proporcionam um tempo de trabalho mais longo do que o cimento Portland. [107]

A MTA está disponível em dois tipos com base na cor conhecida como MTA cinzenta e MTA branca. A microscopia electrónica de varrimento (SEM) e a microanálise por sonda electrónica caracterizaram as diferenças entre a MTA cinzenta e a MTA branca, descobrindo assim que a maior diferença entre a GMTA e a WMTA está nas concentrações de óxido de alumínio (Al2O3), óxido de magnésio (MgO) e óxido ferroso (FeO). [108]

A MTA demonstra um pH de 10,2 e 3 horas mais tarde, o pH aumentou para 12,5. O tempo de acerto é de cerca de 2 horas e 55 minutos, 2 horas e 20 minutos para a MTA cinzenta e a MTA branca, respectivamente. A MTA é uma substância hidrofílica que requer a presença de humidade para se fixar correctamente. A disponibilidade de humidade durante o endurecimento melhora a resistência à flexão do cimento endurecido. [109]

<u>**Composição do MTA108 Cinzento e Branco**</u>

Composto químico	GMTA (wt.%)	WMTA (wt.%)
Óxido de cálcio (CaO)	40.45	44.23
Óxido de silício (SiO2)	17	21.20
Trióxido de bismuto (Bi2O3)	15.90	16.13
Óxido de alumínio (A2O3)	4.26	1.92
Óxido de magnésio (MgO)	3.10	1.35
Trióxido de enxofre (SO3)	0.51	1.53
Cloro (Cl)	0.43	0.43
Óxido ferroso (FeO)	4.39	0.40
Pentóxido de fósforo(P2O5)	0.18	0.21
Dióxido de titânio (TiO2)	0.06	0.11
Ácido carbónico	13.72	14.49

<u>**List of commercially available MTA**[108]</u>

<u>**Trade name**</u>	<u>**Manufacturer**</u>
ProRoot MTA	Dentsply Tulsa Dental, Johnson City, USA
White ProRoot MTA	Dentsply Tulsa Dental, Johnson City, USA
MTA-Angelus (Grey)	Angelus, Londrina, Brazil
MTA (White)	Angelus, Londrina, Brazil
MM MTA	Micromega, Besancon, France
Ortho MTA	BioMTA, Seoul, Korea
Retro MTA	BioMTA, Seoul, Korea
EndoCem MTA	Maruchi, Wonju, Korea
MTA Plus	Avalon Biomed, Bradenton, USA
EndoCem Zr	Maruchi, Wonju, Korea
EndoSeal	Maruchi, Wonju, Korea
MTA Fillapex	Angelus, Londrina, Brazil
Bio MTA	Cerkamed

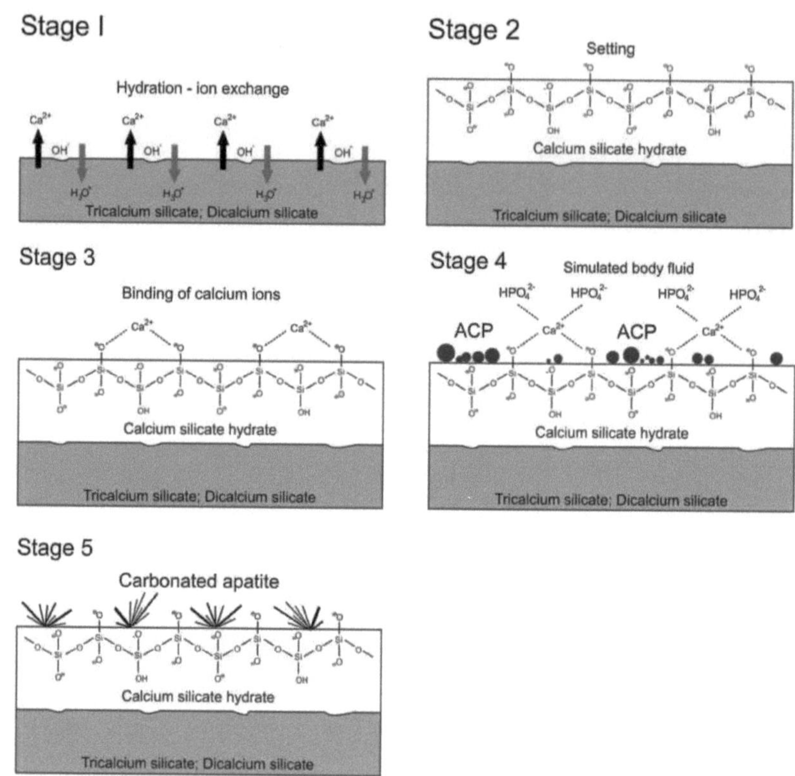

MECANISMO BIOACTIVO DO MTA110

Figura 8- Uma representação esquemática do evento com cinco fases sequenciais que contribuem para a manifestação da bioactividade in vitro dos cimentos hidráulicos de silicato de cálcio, depois deste último ser imerso em fluido corporal simulado (não à escala). ACP: fosfato de cálcio amorfo.

Etapa 1: Hidrólise e troca iónica.

- A troca iónica ocorre após a hidratação das partículas de silicato de cálcio, com troca rápida de Ca2+ com iões H+ ou H3O+ da solução de mistura aquosa para formar uma interface sólido-líquido.
A reacção de iões Ca2+ com iões OH- derivados da água resulta na formação de hidróxido de cálcio (portlandite) que cria um ambiente altamente alcalino.
- Embora estas reacções ocorram quase imediatamente após a hidratação do cimento, a libertação contínua de Ca2+ e SiO32- após a fixação inicial, juntamente com a libertação de pequenas quantidades de Al3+, Fe3+ e SO42-, dependendo do tipo de material, resultam na formação de outras fases minerais inorgânicas.

Etapa 2: Formação de hidrato de cálcio

- A troca catiónica aumenta a concentração de hidroxil da solução. As superfícies das partículas de silicato de cálcio são atacadas pela solução de iões OH, resultando na hidrólise do grupo SiO44- num ambiente alcalino.
- Isto resulta na formação de uma fase amorfa de silicato de cálcio hidratado na superfície das partículas minerais.
- O silicato de cálcio hidratado é uma camada de gel de silicato não estequiométrica, contendo água, que contém grupos de silanol que formam a maior parte de uma matriz de cimento definida.

Etapa 3: Ligação de silicato de cálcio hidratado com iões de cálcio.

- A desprotonificação de grupos de silanol na fase de silicato de cálcio hidratado a pH alcalino produz uma superfície carregada negativamente com grupos funcionais de SiO-.
SiOH + H.-O-ASiO- + H3O+
- Esta superfície carregada negativamente atrai catiões que são dispensados na solução como Ca2+ por meio de interacção electrostática, a fim de diminuir a energia total do sistema, resultando num surto de catiões na superfície de cimento fixado:
SiO- + Ca2^-> SiO- Ca2+
Esta região, constituída por uma superfície carregada e possuindo uma carga igual mas oposta na solução, é referida como camada dupla eléctrica sobre a qual outras substâncias podem depositar-se em circunstâncias apropriadas.

<u>**Fase 4: Precipitação de ACP (Fosfato Amorfo de Cálcio)**</u>

- Quando o cimento de silicato de cálcio fixado é imerso numa solução contendo fosfato que alberga iões hidrolisados HPO_4^{2-}, uma interacção electrostática inflama-se entre os iões HPO_4^{2-}, e os iões Ca^{2+} na superfície do silicato de cálcio hidratado.

$H_2O + PO_4^{3-} <\!-\!> {}^{HPO_4^{2-}+}\ OH^-$

$SiO^-\ ...\ Ca^{2+} + HPO_4^{2-} SiO^-\ \ \ ...\ Ca^{2+}...\ HPO_4^{2-}$

- A dispersão contínua de iões de cálcio do cimento fixado para a solução contendo fosfato resulta numa supersaturação de iões Ca^{2+} e HPO_4^{2-} dentro da solução, o que leva à formação de uma fase precursora ACP na solução. Agora, estes precursores particulares formados inicialmente são ACP de tamanho sub-nanométrico, conhecidos como aglomerado de pré-nucleação.

- Comparativamente, são estáveis na solução contendo fosfato na ausência de uma superfície indutora de nucleação.

- Na presença de uma superfície indutora de nucleação, a agregação do aglomerado de pré-nucleação leva à sua densificação perto da superfície, produzindo uma fase rica em CaP- líquido "denso".

- A aglomeração destes grupos de pré-nucleação densificados, resulta subsequentemente na deposição da formação globular ACP no cimento Portland e no cimento MTA.

<u>Etapa 5:</u>

- Nesta fase, ocorre a nucleação e transformação do fosfato de cálcio amorfo em apatite carbonatada. Além disso, na presença de uma superfície de CSH indutora de nucleação ($SiO^-...Ca^{2+}...HPO_4^{2-}$), o ACP sofre ao longo do tempo uma transformação de fase em apatite carbonatada. Esta transformação ocorre através de uma fase intermédia de fosfato octa-cálcio (OCP).

- Embora seja indiscutível que Hydroxy Apatite é uma apatite carbonatada, ela representa a apatite biológica encontrada no osso, cartilagem, esmalte e dentina.

<u>APLICAÇÃO CLÍNICA</u>

1. Limpeza de Polpa Directa: -

- O nivelamento directo da polpa inclui a aplicação de um revestimento dentário à polpa exposta, tentando preservar a vitalidade da polpa e as suas funções, também para induzir a formação de uma nova ponte dentina ou tecido tipo dentina para proteger o complexo dentino-polpa. [110]

- A MTA demonstrou efeitos laboratoriais positivos nas células estaminais da polpa dentária e nas células do estroma da polpa dentária. Induziu a formação de novos tecidos duros/dentinários (reparadores) em dentes de animais e em polpa exposta de dentes humanos sãos. [111]
- A libertação de cálcio é um passo vital para os procedimentos de nivelamento da polpa, mas a nucleação de nano-apatite de fosfato de cálcio pode representar o principal sinal que induz a expressão genética nas células de polpa e promove a formação de tecido mineralizado (como nova ponte dentina). [112]

- ProRoot MTA cria um alto nível de difusão de cálcio e formação de camadas precursoras de apatite quando em contacto com o fluido da polpa, o que poderia em troca estimular a migração e deposição mineral por células de polpa (tronco) e outras células mineralizantes. [113]

- Além disso, os materiais apatite demonstraram o seu potencial de bioactividade para a rectificação do complexo dentino-polpa. A nova formação da ponte dentina (ou tecido tipo dentina ou tecido tipo osso) juntamente com a expressão genética das células estaminais da polpa são influenciadas pela libertação contínua de cálcio e nucleação apatita na superfície do material. [113]

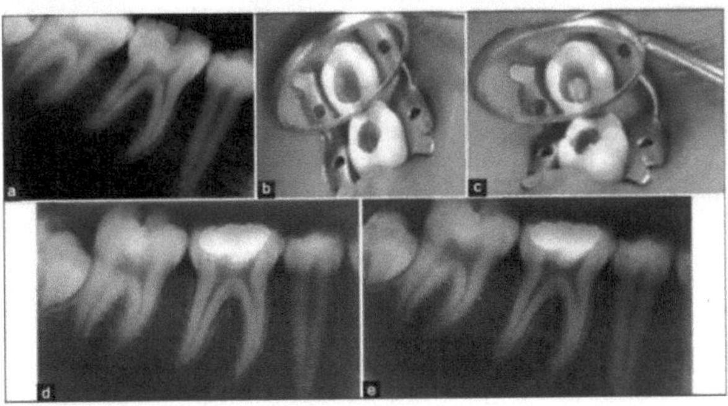

Figure 9-

(a) Preoperative Radiograph.

(b) Photograph showing exposed pulp tissue.

(c) Photograph showing placement of MTA over exposed pulp.

(d) Radiograph after permanent restoration.

(e) Six months follow up radiograph.

2. Limite indirecto de polpa[114]

- A MTA branca e o cimento Portland demonstraram a capacidade de induzir a formação de uma dentina mais dura e a diminuição da presença de bactérias após 6 meses. Este estudo sugere a utilização de cimentos Portland para o tratamento indirecto de nivelamento da polpa para obter uma elevada taxa de sucesso (90,3%) e deixar mais dentina desmineralizada remanescente em lesões cariosas profundas.
- A MTA possui boas propriedades de biocompatibilidade, pH elevado, radiopacidade e a sua capacidade de ajudar na libertação de proteínas de matriz dentina bioactiva.
- Devido ao elevado pH da MTA cria um ambiente favorável à divisão celular e à formação de matrizes.

3. Hipersensibilidade da dentina[115]

- Gandolfi et al. tinham proposto o uso de cimento Portland e outros cimentos de silicato de cálcio para ocluir túbulos dentinários e reduzir a permeabilidade da dentina (medida como taxa de fluxo de fluido ou condutância hidráulica).
- A razão é a capacidade destes cimentos de se fixarem em condições húmidas e formarem uma oclusão estável dos túbulos dentinários quando aplicados suavemente e espalhados com um micro pincel na superfície dentinária exposta. A formação de apatita dentro dos túbulos dentinários pode procriar condições que obteriam uma espécie de "nova dentina intratubular", constituída principalmente por depósitos de apatita e depósitos precursores de fosfato de cálcio.
- Este novo revestimento "artificial" intratubular e intertubular de depósitos de silicato de cálcio/fosfato de cálcio é estável, quase insolúvel e não é removido pela saliva ou por refrigerantes ácidos.

4. Remineralização da dentina[116]

- Tricalcium in MTA é um componente importante que demonstra biocompatibilidade e bioactividade. Elimina os iões cálcio e hidroxil formando cristais de hidroxiapatite em superfícies dentinas.
- Também interage com a dentina enquanto deposição intrafibrilar e dispensa iões de cálcio. Além disso, interage com fosfatos em fluidos de tecidos sintéticos e precipita hidroxiapatita.
- A formação de apatite não pode reduzir as fugas no espaço entre o material de enchimento e a cavidade. As características desta camada formada são semelhantes às da hidroxiapatita quando colocada sobre a dentina.
- A presença de proteínas de colagénio e não colagénio na matriz dentina faz com que o processo de remineralização por MTAs ocorra. As proteínas não-

colagénicas desempenham um papel importante na regulação do processo de remineralização.

5. Apexificação117

- A MTA estipula propriedades osteoindutoras, fixa-se na presença de humidade e produz formação apical de tecido duro com uma consistência significativamente maior.

- Sendo um material biocompatível, pode ser utilizado para criar uma barreira apical artificial que ajuda na formação de osso e periodonto em torno da sua interface.

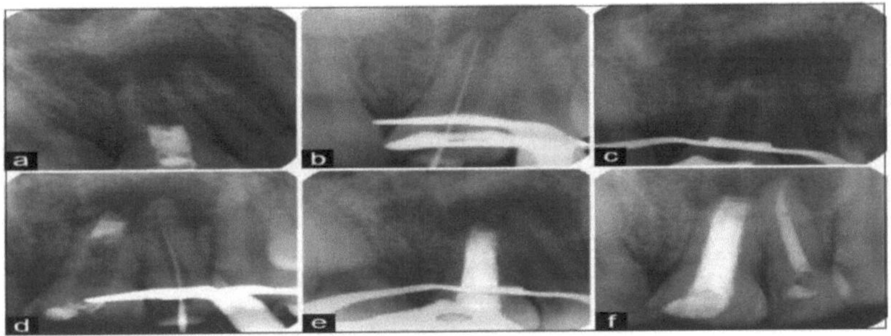

Figura 10

a. Preoprativo. b. Determinação do comprimento de trabalho. c. Matriz de sutura no local.

d. MTA plug. e. Pós-operatório imediato.   f. Acompanhamento de 3 meses.

6. Terapia de polpa nos dentes primários118

- Um estudo conduzido por Agamy et al. avaliou o relativo sucesso clínico, radiográfico e histológico da MTA cinzenta, da MTA branca e do formocresol como agentes curativos de polpa em dentes primários pulpotomizados.

- Ambos os tipos de MTA induziram com sucesso a formação de pontes dentinárias espessas nos locais de amputação enquanto que, pelo contrário, o formocresol induziu dentina fina e mal calcificada.

- Os dentes tratados com MTA cinza demonstraram uma arquitectura de polpa mais próxima da polpa normal, preservando a camada odontoblástica e a delicada matriz fibrocelular, poucas células inflamatórias ou corpos isolados calcificados presentes.

- Os dentes tratados com MTA branca apresentavam um padrão fibrótico muito mais denso com calcificações mais isoladas no tecido da polpa, juntamente com a formação de dentina secundária.

7. Regeneração de tecidos109

- MTA tem o potencial de activar cementoblastos, seguido da produção de cementoblastos. Além disso, permite o crescimento excessivo da fibra PDL sobre a sua superfície.

8. Reparação de perfurações119

- A MTA tem boa adaptação marginal, menos fugas bacterianas, estimula a reparação dos tecidos peri-radiculares, não apresenta inflamação, deposição de cemento e tem a capacidade de induzir a formação de tecido duro.

- A passagem de tempo entre a perfuração e a sua reparação é um dos factores mais críticos para o sucesso do tratamento. A selagem imediata das perfurações com MTA melhora o processo de reparação devido à diminuição da possibilidade de contaminação bacteriana do defeito específico.

- A MTA é boa para resolver os problemas derivados da perfuração -

  - Não é afectado pela presença de humidade.

  - Inibe a actividade das bactérias.

    Material de enchimento da extremidade da raiz

- A capacidade de selagem da MTA é extremamente bem documentada dentro de estudos in vitro e in vivo em animais. Em última análise, a MTA aplicada em cavidades radiculares demonstrou uma selagem eficiente e duradoura.
- A formação de cemento e osso na área periapical ressecada foi demonstrada histologicamente e é uma resposta necessária e um requisito para a restauração da fixação periodontal funcional.
- A deposição de cimentos tem lugar ao longo da circunferência da extremidade da raiz e depois prossegue centralmente em direcção ao canal radicular ressecado.
- O cemento induz o selo biológico para além do selo físico através do preenchimento do canal radicular, criando assim um selo duplo.

6. Seladores de canais radiculares

- Um dos objectivos finais da terapia endodôntica é a regeneração completa do aparelho de fixação periodontal apical danificado e do osso circundante.
- A justificação para utilizar cimentos de silicato de cálcio como seladores endodônticos é atestada pela sua capacidade de se fixar em condições húmidas e estimular a formação óssea. [120]
- Têm a capacidade de upregular a expressão genética relacionada com a mineralização para a proteína COL 1, BSP, etc.
- Zhang et al. testaram o iRoot SP em células tipo MG63 de osteoblasto e concluíram que este material poderia ser um promissor selador de canal radicular que permitiria a cura de tecidos periapicais. [121]

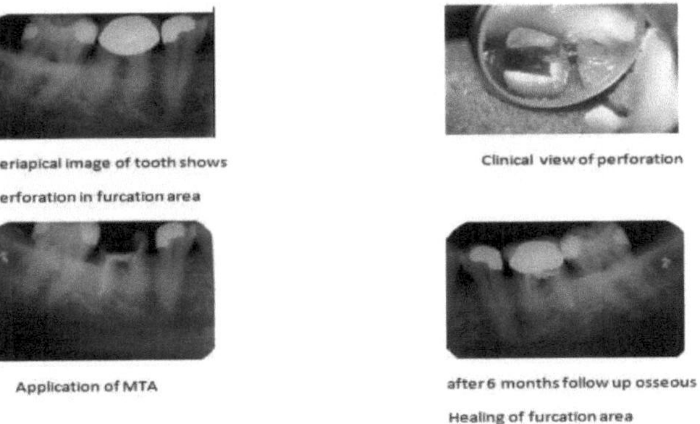

Figure 11

- Hakki *et al.* demonstraram que o ProRoot MTA branco upregula a expressão BSP e COL I mRNA dos cementoblastos e a sua estimulação, conduzindo à biomineralização e pode ser considerado como um cimentoindutor, juntamente com ser cimentocondutor. [122]
    - O componente fosfato de cálcio pode representar um estímulo mais apropriado para os cementoblastos do que o MTA. Além disso, a MTA proporcionou um ambiente mais favorável para a adesão e crescimento do fibroblasto do ligamento periodontal. [123]

1. ENDOSEAL

- EndoSeal MTA (Maruchi, Wonju, Coreia), um MTA à base de pozolana finamente pulverizado foi recentemente introduzido. O cimento pozolânico, o principal componente deste selador, obtém propriedades cimentícias após reacção pozolânica que inclui hidróxido de cálcio e água, e permite um fluxo suficiente do substrato pré-misturado através da ponta de injecção com consistência de trabalho adequada.

- Reracção pozolânica

- As características mecânicas favoráveis tais como tempo de presa rápida (cerca de 4 min), maior resistência à lavagem do cimento pozolana do que outros MTAs disponíveis comercialmente, e efeitos biológicos incluindo biocompatibilidade, potencial de mineralização, e efeito odontogénico do cimento pozolana tinham sido previamente relatados pelos investigadores.

Composição

- Silicatos de Cálcio,
- Aluminatos de Cálcio,
- Cálcio Aluminoferrite,
- Sulfatos de Cálcio,
- Radio-opacificador,
- Agentes espessantes.

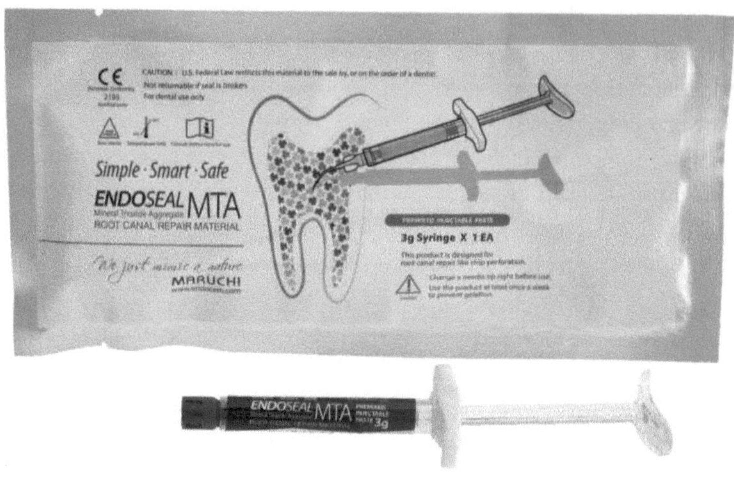

PROPRIEDADES DO ENDOSEAL

Reacção e tempo de definição

- Alguns restauradores MTA e seladores MTA não são misturados com água, e não seriam fixados utilizando a ISO 9917.1. Por conseguinte, são frequentemente testados utilizando a norma ISO 6876, dependendo da água do reboco dentário húmido [16].

- O gesso dentário de conjunto é um material poroso cheio de água, com a quantidade de água dependendo da proporção de mistura de pó para água [94].

- O Endoseal registou um longo tempo de presa (média: 1223,4 min) em incubadora húmida quando comparado com dois seladores biocerâmicos (EndoSequence BC e MTA-Fillapex) e três seladores à base de resina epoxi (AH Plus, AD Seal, e Radio Sealer).

<u>Biocompatibilidade</u>

- Muitos estudos têm realizado testes biológicos com condições de 48-h de fixação do selador, que se baseia na norma internacional ISO10993-12.
- Os seladores endodônticos são frequentemente colocados em estreito contacto com tecidos periapicais. Assim, a biocompatibilidade do EndoSeal foi investigada em comparação com o ProRoot e o AHplus.
- A viabilidade celular foi maior em células tratadas com um extracto de Endoseal do que em células tratadas com AHplus.
- No entanto, a viabilidade celular era significativamente inferior à do ProRoot. Do mesmo modo, as observações SEM em estudo mostraram que as células estavam ligadas e tinham proliferado na superfície de Endoseal e ProRoot, enquanto que as células mortas foram encontradas na superfície de AHplus.
- Estes resultados indicam que o Endoseal à base de silicato de cálcio tem uma biocompatibilidade mais elevada em comparação com o AHplus à base de resina epóxi e permite a adesão e proliferação de células.
- Collado-Gonzalez et al. relataram baixa proliferação celular, baixa viabilidade, e ligação restrita de hPDLSCs com SDE [59].
- Outro relatório revelou também que a EDS apresentava níveis elevados de alumínio e continha bismuto [60], que são composições típicas do cimento Portland.

Biocompatibility of Endoseal:

	Tested on	Compared with	Result
Endoseal MTA	MC3T3-E1 mouse osteoblast cells	ProRoot MTA, AH plus (ER)	ProRoot MTA>Endosael MTA > AH Plus (Lim *et al.* [104])
	hPDLSCs	Bioroot RCS, Endoseal MTA, Nano Ceramic Sealer (CS)	Bioroot RCS, Nano Ceramic Sealer > Endoseal MTA (Collado-González *et al.* [63])
	Human gingival fibroblast	AH Plus (ER), MTA Fillapex, BioRoot RCS (CS)	MTA Fillapex > Bioroot RCS > AH plus > Endoseal MTA (Kebudi Benezra *et al.* [64])

<u>Fluxo</u>

- O fluxo permite que um selador penetre nas irregularidades e canais acessórios do sistema de canais radiculares 24.

- De acordo com a norma ISO 3107, a fluidez deve ser superior a 17 mm e a espessura da película deve ser

- menos de 50p e Endoseal satisfizeram este aspecto.

- O Endoseal mostra valores de fluxo significativamente mais elevados em comparação com o AHplus. A este respeito, Endoseal teria vantagem em termos de penetração nas ramificações e irregularidades do sistema de canais radiculares do que o AHplus.
- A capacidade de fluxo é geralmente influenciada pelo tamanho das partículas do selador. De acordo com o fabrico, Endoseal contém pequenas partículas de cimento calciumsilicato para aumentar o fluxo.
- As alterações dimensionais lineares no Endoseal mostraram uma tendência expandida quando imersas no HBSS. É possível que esta alteração possa dificultar a capacidade de selagem ou que o stress interno resultante desta alteração possa reforçar o efeito de selagem.
- Considerando estes resultados com o facto de os seladores à base de AHP e silicato de cálcio poderem aderir à parede dentina e melhorar o efeito de selagem, estes seladores são vistos como materiais conformes nos aspectos mecânicos. [49-52]
- Contudo, se o fluxo for excessivo, o risco de extrusão do selador para além do forame apical é aumentado, o que poderia danificar tecidos periodontais ou estruturas anatómicas importantes tais como o nervo alveolar inferior ou o seio maxilar [25].
- Como o Endoseal é um material injectável susceptível à extrusão, os clínicos devem ter o cuidado de não tentar preencher com ele todo o espaço do canal radicular.

SOLUBILIDADE

- A sorção de água da iRoot SP25[,46], BioRoot RCS e Endoseal MTA10 foi reportada como sendo superior à da AH Plus, estendendo-se perto das limitações da norma ISO 4049 recomendando menos de 40 mg/mm3 após 28 dias.
- A absorção de líquidos do BioRoot RCS e EndoSeal MTA foi superior à do AH Plus, independentemente do meio de imersão (água destilada, HBSS ou DMEM)[10].
- A absorção de fluidos do BioRoot RCS aumentou durante um período de 28 dias enquanto que a absorção de fluidos do Endoseal MTA diminuiu durante o mesmo período após uma elevada absorção inicial de fluidos.

RADIOPACIDADE
- Uma amostra de 1 mm de espessura de MTA colocada ao lado de uma cunha

de degrau de alumínio de 0,5 ou 1 mm é exposta a raios X a 65 kV. A radiopacidade da amostra é comparada com a cunha de degrau, e a espessura equivalente em mm de alumínio (mm Al) é determinada16,17.
- A norma ISO 6876 especifica que os seladores devem ter um mínimo de 3 mm Al16. A ISO 9917:2007 exige que as amostras sejam armazenadas durante não mais de sete dias antes dos testes [Segundo a ISO 6876/2001, a radiopacidade mínima para um selador de canal radicular baseia-se numa norma de referência de 3,00 mm de alumínio].
- Verificou-se que a radiopacidade era de 9,50 mm de alumínio.

PROPRIEDADES ANTIMICROBIANAS

- A eliminação completa dos micróbios do sistema de canais radiculares é impossível. Assim, a utilização de seladores de canais radiculares com efeitos antibacterianos é essencial para a prevenção de infecções intracanais ou invasão bacteriana devido a microinfiltração 71,72.
- *Enterococcus faecalis* é o microrganismo mais frequentemente isolado dos canais radiculares infectados, especialmente em infecções recorrentes após tratamento de canais radiculares 73. Portanto, a maioria dos estudos avaliou o efeito antibacteriano dos seladores contra *E. faecalis*.
- Pesquisas anteriores mostraram que as propriedades antimicrobianas dos seladores de canais radiculares dependem da sua alcalinidade 74. A alcalinidade dos seladores de silicato de cálcio é mais elevada do que a do

	Compared with	Test Method		Time	Result
Endoseal MTA	AH Plus (ER), Sealapex (CH), Tubli-Seal (ZOE), EndoSequence BC (CS)	DCT	Before and after setting	24 hr	Endoseal MTA > Sealapex > TubliSeal > AH Plus > EndoSequence BC

AH Plus.

- Endoseal MTA mostrou um efeito antibacteriano mais forte contra *E. faecalis* do que EndoSequence BC, devido a níveis mais elevados de óxidos metálicos, tais

como Na2O, MgO, AbCh, SO2, e Fe2O 82.

- Contudo, apenas 1 relatório tratou dos efeitos antibacterianos da Endoseal MTA; como tal, as limitações do nosso conhecimento significam que são necessários mais estudos para uma avaliação definitiva.

- A MTA Endoseal não promoveu o crescimento de fibroblastos gengivais na sua superfície, enquanto que isto foi observado para a BioRoot RCS [24].

- O MTA Endoseal mostrou uma actividade celular estável do fibroblasto gengival após 1 dia e 28 dias de exposição10, e uma melhor biocompatibilidade do que o AH Plus nas células precursoras do osteoblasto do rato39.

Actividade antimicrobiana de Endoseal:

2. <u>CERASEAL</u>

Ceraseal is a novel one paste system Bioceramic sealer, its compostioin is as follows:

- Calcium silicates,
- Zirconium oxide,
- Thickening agent.

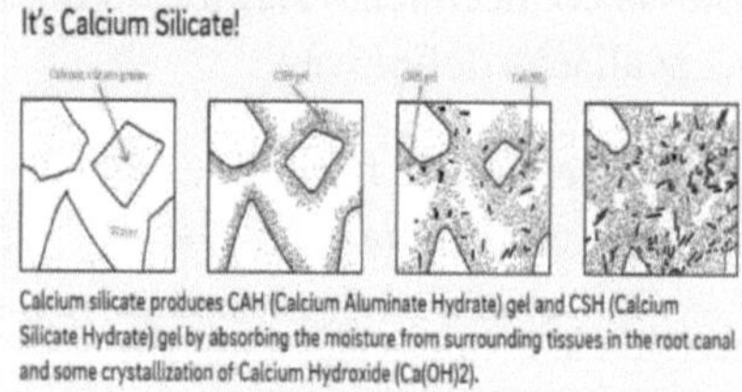

Calcium silicate produces CAH (Calcium Aluminate Hydrate) gel and CSH (Calcium Silicate Hydrate) gel by absorbing the moisture from surrounding tissues in the root canal and some crystallization of Calcium Hydroxide (Ca(OH)2).

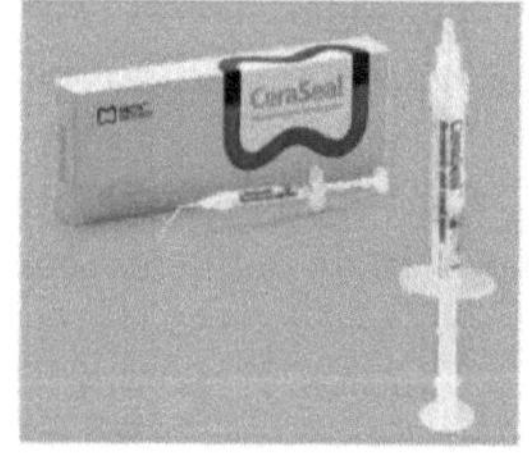

<u>Anti-Microbial Activity and Biocompatibility</u>

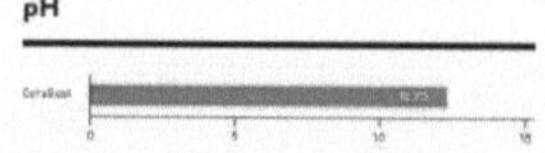

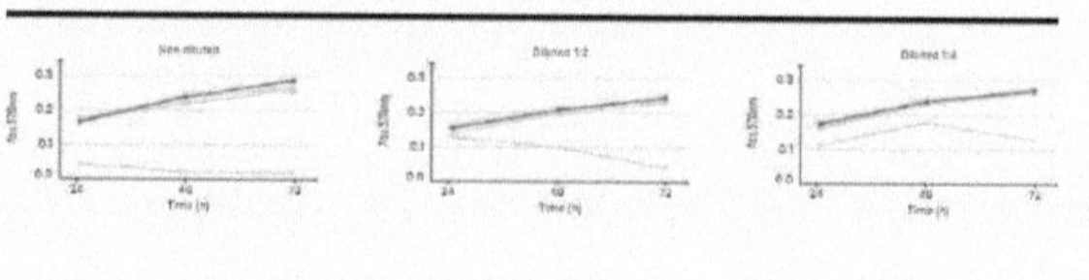

Propriedades físicas

- A força compressiva de CeraSeal, tal como registada num estudo de Schafer, E.; Zandbiglar era de 55,59 mpa.
- Com base no estudo semelhante, o fluxo de CeraSeal foi detectado como sendo de 27 mm;
- Enquanto que a solubilidade testada mostrou 10,72 no 1° dia, 12,61 0,44 no 7° dia e 13,92 0,66 no 14° dia.

Propriedades físicas

Tempo de ajuste3   ,5 h

pH 12 <

Radiapacidade8mm   <

Habilidade de selagem

- A humidade nos túbulos dentinários e a reacção química do Silicato de Cálcio produzem a cristalização do Hidróxido de Cálcio.
- Fornece uma boa qualidade de selagem hermética no canal radicular.
- Isto, por sua vez, evita a microinfiltração e a propagação de microrganismos.
- Foram observadas áreas cheias de guta-percha, áreas cheias de selador, e áreas vazias e medidas a 2 mm, 5 mm, 8 mm do comprimento de trabalho.
- Foram observadas percentagens de vazio estatisticamente significativas mais baixas para Ceraseal a 2 e 8 mm do comprimento de trabalho.

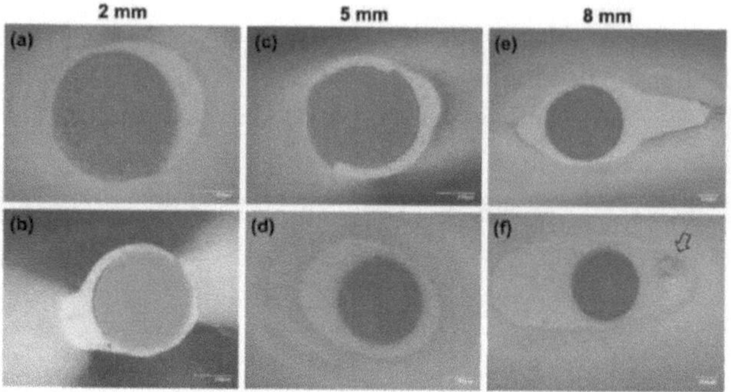

Estabilidade dimensional

- CeraSeal tem baixo valor de encolhimento e expande-se no canal radicular

- Impede a acção dos odontoclastos, mantendo a sua estabilidade de volume.

- A técnica de obturação de cone único pode ser realizada com facilidade usando Ceraseal.

Menor tempo de ajuste

- Devido a um tempo de regulação mais curto (< 3,5 horas), CeraSeal previne a si próprio de fenómenos de wash-out.

- O fenómeno de lavagem pode acontecer se o selador baseado em MTA ou MTA não estiver suficientemente curado ou se o exsudado for produzido no canal radicular.

- Consequentemente, o selador de canal radicular é lavado por forças físicas. CeraSeal impede que isto aconteça através de uma cura mais rápida do que outros seladores.

<u>**Radiopacidade**</u>

Tem uma excelente radiopacidade de 8 mm.

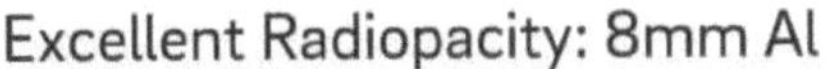

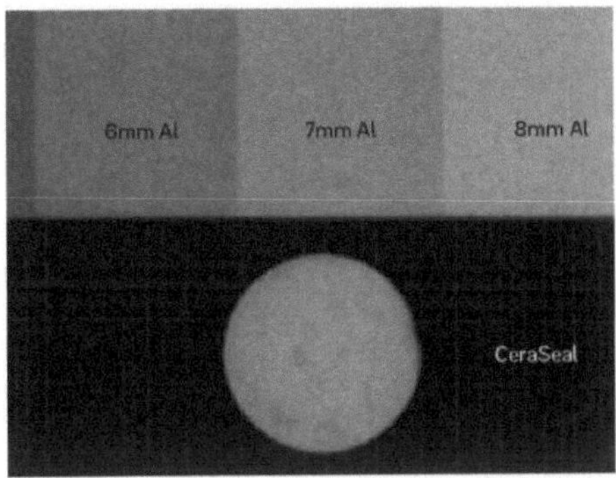

3. <u>BIO MTA+ (Cerkamed)</u>

- BIO MTA+ destina-se ao tratamento dentário como material para preenchimento e remineralização de canais radiculares.

- BIO MTA+ caracterizado pelo menor tamanho de grão do mercado. Além disso, contém hidroxiapatite que é um componente natural dos ossos.

- Combinando estas duas características, a preparação é caracterizada por uma biocompatibilidade perfeita e permite a incorporação total do material na estrutura existente.

- BIO MTA+ tem uma durabilidade 3 vezes superior em comparação com os materiais MTA tradicionais. Assegura uma reconstituição forte e estável.

<u>**COMPOSIÇÃO**</u>

<u>**Bio MTA+ pó:**</u>

- Óxido de cálcio,

- Fosfato de cálcio.

- Hidroxiapatite,

- Óxidos de:

- Silício.

- Ferro de engomar.

- Alumínio.

- Sódio.

- Potássio.

- Bismuto.

- Magnésio.

-   Zircónio.

UTILIZAÇÃO INTENDIDA

*   O produto destina-se ao tratamento dentário como material para preenchimento e remineralização de canais radiculares.
*   Quando misturado com o líquido Bio MTA+, a vida útil é de cerca de 4 min, e o composto ajusta-se completamente em cerca de 2 h.
*   O elevado teor de iões de cálcio remineraliza o tecido dentário.
*   O silício e os compostos de cálcio apoiam a regeneração dos tecidos após perfuração da parede e reabsorção intracanal.
*   Bio MTA+ contém hidroxiapatite, um componente natural dos ossos, que integra perfeitamente o composto na estrutura óssea.
*   Bio MTA+ é especialmente recomendado em:
-   perfuração da parede do canal radicular
-   reabsorção intracanal
-   preenchimento do ápice posterior da raiz
-   revestimento directo da polpa
-   amputação da polpa
-   tratamento dos dentes com interrupção do desenvolvimento.

Bio MTA+ liquid:

*   Ph. Eur. purified water, calcium catalyst.

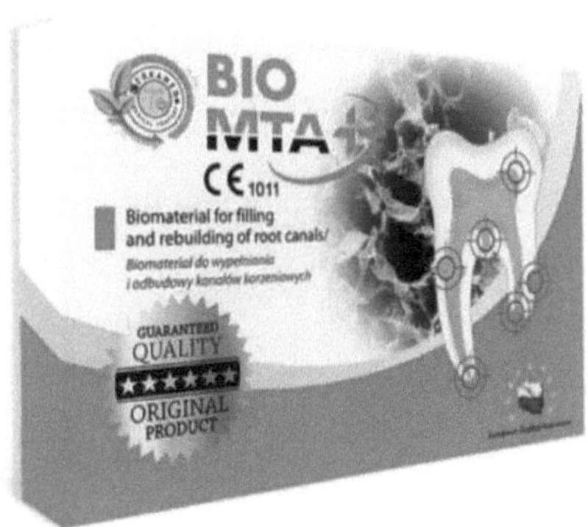

- O Bio MTA+ não é adequado como um enchimento de canal radicular permanente autónomo.
- Uma vez misturados os seus dois componentes, o Bio MTA+ apresenta uma consistência extremamente plástica e coesiva sem se quebrar e permanece nos instrumentos.
- Isto facilita a aplicação do Bio MTA+ quando comparado com os compostos tradicionais de MTA.

<u>INSTRUÇÕES DE UTILIZAÇÃO</u>

- Cortar a ponta da pipeta líquida Bio MTA+. Mover todo o conteúdo do frasco de vidro em pó Bio MTA+ com 1 a 2 gotas do líquido Bio MTA+ numa placa misturadora.
- Misturar para ca. 30 s até o composto atingir uma consistência de plasticina macia (massa modeladora).
- Se a mistura composta for demasiado espessa ou demasiado frágil, adicionar mais uma gota do líquido Bio MTA+.
- Misturar o Bio MTA+ em pó com o Bio MTA+ líquido apenas.
- Não substituir o líquido por água ou outros fluidos.
- Colocar o composto no local alvo com um aplicador.
- Um recipiente do pó Bio MTA+ contém uma dose única.
- Uma vez misturado com o líquido Bio MTA+, consumir a dose misturada num período máximo de 4 minutos.
- O composto cura e endurece depois

<u>CONTRA-INDICAÇÕES</u>

- Não utilizar em doentes hipersensíveis a qualquer um dos ingredientes.
- Não utilizar em condições inflamatórias. Valores de pH ácidos perturbam a definição de Bio MTA+.
- Não misturar o Bio MTA+ pó com água/outros fluidos. Utilizar apenas o líquido Bio MTA+.

<u>EMBALAGEM</u>

Frasco de vidro contendo 0,14 g do pó Bio MTA+; pipeta contendo 1 ml do líquido Bio MTA+.

BIODENTINA

A aplicação de cimento de silicato de cálcio hidráulico estimula o recrutamento e a diferenciação das células pulpares, o aumento da regulação dos factores de transformação (expressão genética) e a promoção da dentinogénese. Os cimentos hidráulicos de silicato de cálcio são materiais bioactivos que mostram uma interacção dinâmica com a dentina e a interface do tecido pulpar. [124]

Biodentine (Septodont Ltd., Saint Maur des Fausse, França) é um silicato tricálcico (Ca3SiO5) à base de cimento comercial restaurador inorgânico e anunciado como "substituto da dentina bioactiva". É citado por Mark Hargreaves et al (2011) que, Biodentine permite a um dentista conseguir uma mineralização biomimética dentro das profundezas de uma cavidade cariosa. [125] Este novo material biologicamente activo ajuda a sua penetração através de túbulos dentinários abertos para cristalizar o encravamento com a dentina e fornecer propriedades mecânicas. [126]

Composição127

Pó

1. Silicato de cálcio experimental - material do núcleo principal.
2. Silicato dicálcico - segundo material do núcleo
3. Carbonato de cálcio e óxido - actua como um enchimento.
4. O óxido de ferro - actua como corante.
5. Óxido de zircónio - actua como um rádio-opacificador.

Líquido

1. Cloreto de cálcio - actua como um acelerador.
2. Polímero hidrossolúvel - agente redutor de água.

PROPRIEDADES DA BIODENTINA ASSOCIADAS A BIOACTIVIDADE

Reacção e tempo de definição

- A reacção básica na formação de Biodentine é a interacção entre o silicato tricálcico componente do pó com água para formar gel de silicato de cálcio hidratado e hidróxido de cálcio.
- O material do conjunto final é constituído por grãos de silicato de cálcio não reagidos rodeados por camadas de gel de silicato de cálcio hidratado que não é permeável à água e retarda ainda mais a reacção.

- O tempo de presa rápida de 9-12 minutos é alcançado diminuindo o tamanho das partículas, a adição de acelerador de cloreto de cálcio ao componente líquido e diminuindo o conteúdo líquido. [128]
- O pó biodentino tinha inclusões de grandes partículas de carbonato de cálcio e o material do conjunto mostrava produtos de hidratação em torno de partículas de carbonato de cálcio. O carbonato de cálcio actua como local de nucleação, melhorando a microestrutura.
- A bioactividade da biodentina é demonstrada pela indução da formação de cristais apatita.

Força Compressiva

- A biodentina é utilizada como agente de nivelamento da polpa, bem como material de reparação endodôntica. Deve ter a capacidade de suportar forças mastigatórias e esta propriedade depende principalmente da resistência compressiva do material.
- A biodentina mostra uma força compressiva aproximadamente igual à da dentina natural.
- De acordo com um estudo conduzido por Naziya et al, a biodentina demonstrou uma resistência à compressão de 170 MPa a 24 horas e aumentou substancialmente para 304 MPa após o material ter sido colocado em humidade durante 28 dias. O que está bem dentro da gama de resistência à compressão da dentina humana (297 ± 24 MPa). [130]

Propriedades específicas da Biodentina como substituto da dentina131

- O módulo Elástico é de 22,0 Gpa - semelhante ao da dentina a 18,5.
- A microdureza da biodentina é de 60 VHN, que é a mesma que a da dentina natural.
- Material de silicato tricálcico apresentado com menor desintegração superficial devido à resistência ao ácido no teste de erosão ácida. Houve uma deposição de cristais de fosfato de cálcio como apatita na superfície.
- Isto resultou numa interface melhorada entre o Biodentine e a substância dentária dura adjacente rica em fosfato.

Biocompatibilidade

- A biocompatibilidade de um material é uma propriedade importante quando é utilizado como agente de nivelamento de pasta, material de reparação de perfuração ou como agente de enchimento retrógrado.
- A formação de dentina reparadora é induzida pela Biodentina devido ao

aumento significativo da secreção de TGF-B1 das células da polpa dentária humana e induzida.

- Um material biocompatível deve sempre apresentar baixa toxicidade sem desencadear uma reacção inflamatória ou mesmo uma reacção suave quando presente. O material pode ser considerado biocompatível se a reacção inflamatória for reduzida a níveis não significativos num período de tempo razoável, como por exemplo 14 dias.
- De acordo com Zhou et al Biodentine exibiam menos toxicidade para os fibroblastos humanos. [132]
- Han e Okiji observaram Biodentine em termos de absorção de Ca e Si pela dentina do canal radicular adjacente e concluíram que o material formava estruturas semelhantes a tags. Observaram também que a absorção de elementos dentinários era mais proeminente para o Biodentine. [133]
- Verificou-se que a biodentina aumenta significativamente a secreção de TGF-B1 a partir de células de polpa. O TGF é um factor de crescimento que participa no processo de angiogénese, recrutamento de células progenitoras, diferenciação celular, e mineralização.
- A biodentina afecta favoravelmente a cicatrização quando colocada directamente em contacto com a polpa, aumentando a proliferação, migração e adesão de células estaminais de polpa dentária humana, confirmando as características bioactivas e biocompatíveis do material. [134]

<u>Adaptação Marginal e Capacidade de Vedação135</u>

- Prevenir o transporte de bactérias e a difusão de produtos bacterianos do canal radicular para tecidos periapicais é o principal objectivo de um material de reparação endodôntica e vice-versa. A capacidade de selagem de um material é a capacidade de resistir a microinfiltração através de toda a espessura do material.
- A mistura de cimentos de silicato de cálcio com água produz várias porosidades e micro-canais, formando silicato de cálcio hidratado poroso (CSH). O CSH poroso endurece para formar uma rede sólida no prazo de 4-6 horas e o cenário completo ocorre após vários dias.
- A capacidade de vedação de um cimento é determinada por muitos factores tais como porosidade, adaptação marginal e hidrofilicidade.
- Depois de misturadas, as partículas de silicato de cálcio de Biodentine como todos os materiais de silicato de cálcio, reagem com água para formar uma solução de pH elevado contendo iões $Ca2+$, $OH-$ e silicato. À medida que a saturação progride, o gel CSH precipita-se na superfície dos grãos de silicato de cálcio não reagidos e dos núcleos de hidróxido de cálcio.

- Ao longo do tempo, o gel CSH endurece e o hidróxido de cálcio aumenta a alcalinidade do meio. Os iões fosfatos da saliva e dos fluidos corporais causam deposição de cristais de hidroxiapatite em redor do material, o que aumenta a eficiência de selagem do material.

<u>APLICAÇÃO CLÍNICA</u>

Biodentina não só inovadora, bioactiva e "protectora da polpa", mas também tem aplicação universal tanto na coroa como na raiz. Na área da coroa dentária, é indicada para o nivelamento da polpa, pulpotomia, tratamento de lesões cariosas profundas utilizando a técnica de sanduíche e também como restauração temporária do esmalte ou substituição permanente da dentina. [136 A] sua utilização na raiz inclui a gestão de perfurações de furos ou canais radiculares, reabsorção interna e externa, apexificação e obturação retrógrada do canal radicular. [137]

Além disso, também foi utilizado como material de substituição óssea para a estabilização de implantes. O biodentino não é recomendado em construções grandes ou estéticas. [138]

1. Substituto dentinário139

- A biodentina pode ser utilizada com segurança como substituto da dentina em restaurações compostas de classe I e classe II sem qualquer complicação ou em casos de dor pós-operatória devido à melhoria das propriedades da biodentina, juntamente com o seu excelente comportamento biológico; sugeriu a sua utilização como substituto permanente da dentina.

- Clinicamente, um estudo de acompanhamento de 6 meses de Biodentine em dezanove restaurações posteriores de classe I e II mostrou uma adaptação marginal e um acabamento superficial muito bons, juntamente com a ausência de dor e sensibilidade.

- Os cristais biodentinos apareceram firmemente presos à superfície dentinária subjacente durante a análise por microscopia electrónica de varrimento. Eles creditaram esta excelente adaptabilidade entre a biodentina e a dentina subjacente à sua aderência micromecânica.

- A erosão da Biodentina em solução ácida é limitada. No entanto, na saliva reconstituída (contendo fosfatos), não se observa qualquer erosão. Ocorreu uma deposição de cristal na superfície de Biodentina, com uma estrutura tipo apatita.

- Este processo de deposição de estruturas apatite pode aumentar a selagem marginal do material. No entanto, a sua elevada resistência aos ácidos demonstrou com menos desintegração superficial apresentada em testes de erosão ácida.

2. Limpeza de pasta

- A biodentina é muito superior em relação à reacção dos tecidos, bem como à quantidade e tipo de formação da ponte dentinária. Devido ao seu tempo de endurecimento mais rápido, manipulação mais fácil e propriedades mecânicas mais aperfeiçoadas, a biodentina pode ser utilizada com segurança e eficácia como material de revestimento da polpa, especialmente com a sua capacidade de iniciar a mineralização precoce através da libertação do Factor de Crescimento Transformador - beta das células pulpares para encorajar a cura da polpa. [140]
- A resposta inflamatória das células e a formação de tecido duro biodentino no nivelamento da polpa, biodentina mostrou tecido de polpa normal sem quaisquer sinais de inflamação. [141]
- Tran et al demonstraram in vivo que a biodentina induziu uma reparação dentinária eficaz (cura da polpa) quando aplicada directamente em polpas de rato expostas mecanicamente, observaram a formação de uma ponte dentinária reparadora homogénea no local da lesão com biodentina que era significativamente diferente do tecido reparador poroso induzido pelo

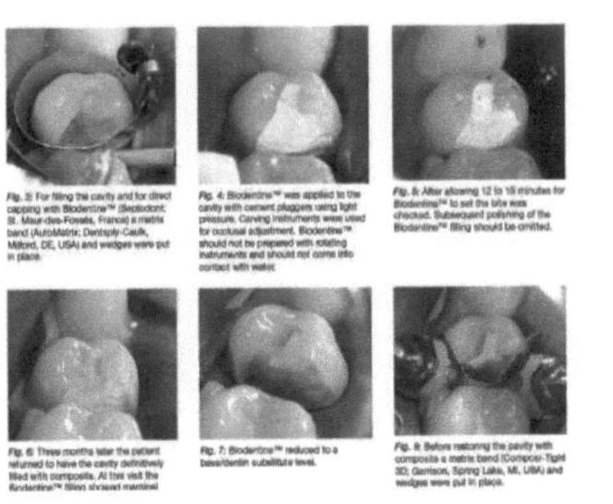

hidróxido de cálcio. [142]

Figura 12

<u>Pulpotomia</u>

- A pulpotomia é outro método de terapia de polpa vital amplamente utilizado, no qual se advoga a utilização de biodentina. A biodentina é um material regenerativo que mantém a vitalidade da polpa.

- A biodentina tem propriedades bioactivas, encoraja a regeneração dos tecidos duros, e não provoca sinais de resposta moderada ou grave à inflamação da polpa.

- Biodentina que se verificou aumentar significativamente o factor de crescimento transformador, secreção beta 1 da polpa e demonstrou que uma resposta rápida do tecido tanto ao nível da polpa como da dentina radicular com a formação de radiopacos 64 ponte. Silicato tricálcico considerado como uma intervenção conservadora para a pulpotomia. [143]

Apexificação (Plug apical nos dentes com polpas necróticas e apices abertos)[144]

- O objectivo da apexificação é obter uma barreira apical para impedir a passagem de toxinas e bactérias para os tecidos periapicais a partir do canal radicular. Esta barreira é necessária para permitir a compactação do material de enchimento radicular.

- Os principais benefícios da utilização de biodentina neste procedimento são a obtenção de uma combinação de uma selagem bacteriana apertada no forame apical, bem como a indução da formação de novo cemento e ligamento periodontal (PDL). Por conseguinte, a biodentina pode ser aconselhada com sucesso em dentes imaturos necróticos enfraquecidos.

- A biodentina tem uma biocompatibilidade e uma capacidade de selagem superiores e é menos citotóxica. A biodentina estimula a regeneração da dentina induzindo a diferenciação odontoblástica das células progenitoras da polpa.

- Aumenta a secreção transformadora do factor de crescimento da célula pulpar, induzindo assim uma forma precoce de mineralização da polpa dentária.

Enchimento de Raiz Retrógrada

- O objectivo de uma cirurgia peri-radicular é obter acesso à área afectada, avaliar a circunferência da raiz e a anatomia do canal radicular, e colocar um selo biocompatível sob a forma de enchimento da extremidade da raiz que estimule a regeneração dos tecidos periapicais.

- O pH elevado e os iões de cálcio libertados são necessários para que um material estimule a mineralização no processo de cura dos tecidos duros.

- A absorção de cálcio e silício libertados de Biodentina utilizados como materiais endodônticos na dentina do canal radicular concluiu que a absorção elementar em dentina era mais proeminente para a Biodentina.

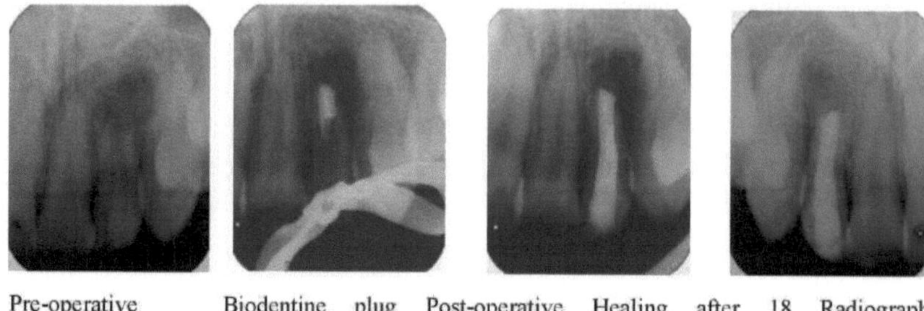

Figure 13

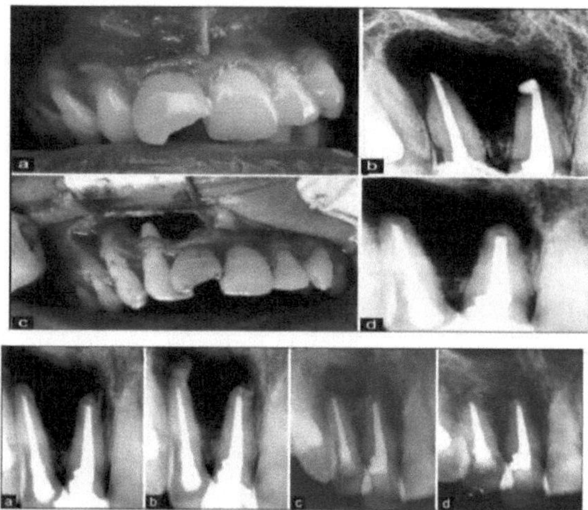

Figure 14

a) Preoperative radiograph showing Swelling and fractured central incisor
b) Post obturation x-ray
c) Encluation of periapical pathosis
d) Periapical resection and placement of Biodentine
e) Follow up

Reparação da reabsorção145

- Com a sua comprovada biocompatibilidade e capacidade de induzir precipitação de fosfato de cálcio na interface com o tecido periodontal, os cimentos de silicato de cálcio desempenham um papel importante na reparação do tecido ósseo.
- Tornaram-se gradualmente os materiais de escolha para a reparação de todos os tipos de defeitos dentinários criando vias de comunicação entre o sistema radicanal e o ligamento periodontal. Após a sua introdução como cimento de silicato de cálcio de endurecimento rápido, a biodentina com a sua facilidade de manipulação e manipulação pode ser considerada como um interessante e promissor material de reparação de reabsorção.
- A biodentina tem uma melhor consistência após a mistura, o que permite uma fácil colocação em áreas de defeito de reabsorção ou obturação de todo o sistema de canais radiculares.

Reparação de perfurações145

- A perfuração é uma complicação processual que pode ocorrer durante o tratamento endodôntico ou preparação pós-espaço dos dentes. Um material ideal de reparação da perfuração deve proporcionar uma selagem apertada entre o ambiente oral e os tecidos peri radiculares. Também deve permanecer no lugar sob forças desalojadoras, tais como cargas mecânicas de oclusão ou a condensação de materiais restauradores sobre o mesmo.
- Devido à sua elevada força de ligação, a biodentina é preferível para a reparação da perfuração quer no canal radicular quer na câmara de polpa, mesmo depois de ter sido exposta a vários irrigantes endodônticos.

ENDOSEQUÊNCIA

A biocerâmica refere-se à combinação de silicato de cálcio e fosfato de cálcio que é aplicável para uso biomédico ou dentário. O material biocerâmico é produzido com partículas de nanosfera que permitem que o material entre nos túbulos dentinários e interaja com a humidade presente na dentina. Isto cria uma ligação mecânica na fixação. A tecnologia elimina o potencial de retracção do material de enchimento da extremidade da raiz, tornando o material com excepcional estabilidade dimensional. [46]

A MTA está associada a algumas inconsistências, pelo que foi introduzido um novo tipo de material biocerâmico, EndoSequence Root Repair Material (RRM) e EndoSequence Root Repair Putty (RRP) da Brasseler USA que utiliza tecnologia biocerâmica. Um pH alcalino elevado proporciona a sua eficácia antibacteriana. Diz-se que os materiais biocerâmicos atingem um pH de 12,8 durante o tempo de colocação. Durante um período de 7 dias, o pH decresce constantemente. Esta propriedade do material biocerâmico de reparação de raízes rege as suas características biocompatíveis superiores. [46]

No que diz respeito ao fabricante, EndoSequence compreende silicatos de cálcio, óxido de zircónio, óxido de tântalo, fosfato de cálcio monobásico e agentes de enchimento. Está disponível como produto pré-misturado em ambos, uma massa moldável e uma seringa pré-carregada capaz de fornecer ao clínico um material homogéneo e consistente que se fixa na presença de humidade. EndoSequence demonstrou ser biocompatível, antibacteriano e ser capaz de selar cavidades de extremidade de raiz. [145]

EndoSequence putty (Brasseler USA, Savannah, GA) é um material à base de silicato tricálcico que é comercializado como material de reparação de raízes que é utilizado em numerosas utilizações, tais como: reparação de perfuração, como selador de canais radiculares, reparação de reabsorção, procedimentos de fecho de extremidades radiculares, revestimento de polpa, e material de enchimento retrógrado durante procedimentos cirúrgicos. Está disponível em pasta ou consistência de massa e tem potencial osteogénico. [146]

O ERRM não estabelecido era composto por silicato tricálcico, óxido de tântalo e óxido de zircónio. [146]

Acção de Bioactividade147

> A libertação de hidróxido de cálcio é conseguida após a fixação do material quando este entra em contacto com água. Mais tarde, são obtidos precipitados amorfos de fosfato de cálcio.
> A apatite é formada a partir do seu precursor i.e. fosfato de cálcio amorfo. a-ou apatite do tipo p são formados dependendo se o CO_3 substitui o OH ou PO_4^{3-}; a apatite carbonatada do tipo P corresponde à que se encontra nos tecidos ósseos.
> Um material potencialmente bioactivo é aquele que é capaz de precipitar a apatite carbonatada na sua superfície, que teria o potencial de criar uma ligação com osso.
> A concentração de iões carbonato na solução está correlacionada com o

dióxido de carbono ambiental e influenciará a carbonatação da apatite através
da substituição dos iões fosfato ou hidroxil.

> Além disso, a libertação de iões hidroxil aumentaria o pH em troca, instigando
uma supersaturação (que favorecerá a nucleação apatita).

> Está também disponível como selador de canal radicular injectável iRoot SP e
material de enchimento e reparação de canal radicular iRoot BP Plus.

<u>PROPRIEDADES</u>

> Tempo de presa De acordo com as instruções do fabricante, tem um tempo
de trabalho de 30 min e uma reacção de presa iniciada pela humidade com
um conjunto final alcançado aproximadamente 4 horas depois. [148]

> Capacidade de vedação - A capacidade de vedação deste novo material em
comparação com o MTA foi relatada por Hirschberg CS et al. utilizando um
modelo de fuga bacteriana, que concluiu que, as amostras no grupo ERRM
vazaram significativamente mais do que as do grupo MTA . [148]

> Actividade antibacteriana - A actividade antibacteriana do ERRM foi
comparada com a MTA, e os resultados demonstraram propriedades
antimicrobianas semelhantes durante a sua reacção de fixação contra dez
estirpes clínicas de E faecalis. [149]

> Biocompatibilidade - O material ERRM não apresentou efeitos citotóxicos
nos fibroblastos gengivais humanos. [150]

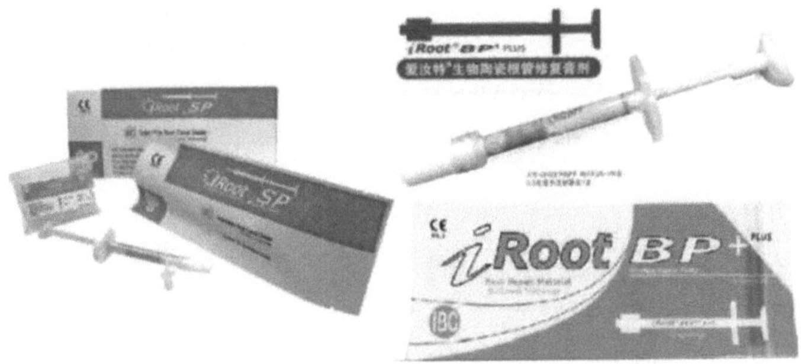

Figure 15- EndoSequence root canal sealer and root repair material

BIOAGGREGADO

BioAggregate (BA) é um material Biocerâmico fornecido como um composto de nanopartículas composto por silicato tricálcico, silicato dicálcico, fosfato de cálcio monobásico, dióxido de silício amorfo e pentoxido de tântalo. A sua constituição é semelhante à do MTA, diferindo principalmente por ser livre de alumínio e conter fosfato de cálcio monobásico e pentóxido de tântalo.

Em vez do óxido de bismuto encontrado no MTA, este último componente foi adicionado como um radioopacificador. Em comparação com o MTA, estudos demonstraram efeitos antibacterianos comparáveis, biocompatibilidade e capacidade de selagem do BioAggregate. Foram relatados casos de formação de tecido mineralizado e diferenciação da capacidade dos fibroblastos PDL humanos induzidos pelo Bioaggregate. [150]

Utilizações previstas para o BioAggregate (BA), que é um material Biocerâmico, é Material de reparação de perfuração e enchimento retrógrado.

Reacção de ajuste151

> Após hidratação, o silicato de cálcio hidrato e hidróxido de cálcio é formado a partir de silicato tricálcico.
> O primeiro é depositado à volta dos grãos de cimento, enquanto o segundo reage com o dióxido de silício para formar hidrato de silicato de cálcio adicional. Isto resulta na redução do hidróxido de cálcio no cimento envelhecido.
> A MTA reage de forma semelhante; contudo, uma vez que não continha aditivos, o hidróxido de cálcio ainda estava presente no cimento envelhecido.

Biocompatibilidade158 [151]

> A bioactividade do BioAggregate é demonstrada pela deposição de hidroxiapatite. O óxido de tântalo em oposição ao óxido de bismuto é inerte,

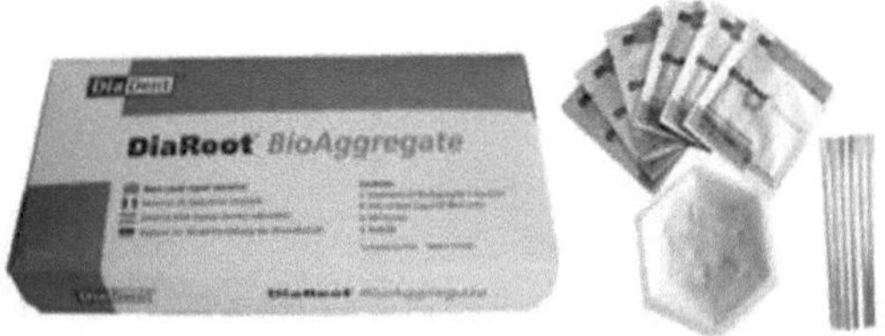

Figure 15

e o tântalo não lixivia na solução.

Diferenças entre o MTA e o BioAggregate

> A presença de alumínio no BioAggregate é nula, em vez disso contém aditivos tais como fosfato de cálcio e dióxido de silício. [151]

> O alumínio está presente em quantidades significativas no MTA, enquanto que, pelo contrário, o BioAggregate continha fósforo. [151]

> O BioAggregate demonstrou uma libertação precoce e elevada de iões de cálcio que se manteve durante um período de 28 dias, ao contrário da MTA, que demonstrou uma libertação precoce e baixa de iões de cálcio e aumentou à medida que o material envelhecia. [151]

> A reactividade do BioAggregate foi mais lenta quando comparado com o MTA. [151]

> Em comparação com o MTA, o BioAggregate é mais biocompatível, tem melhor capacidade de selagem, maior resistência à fractura e resistência ácida. [152]

> O BioAggregate exerce um potencial maior para induzir diferenciação odontoblástica e mineralização do que o da MTA no nivelamento da polpa. [153]

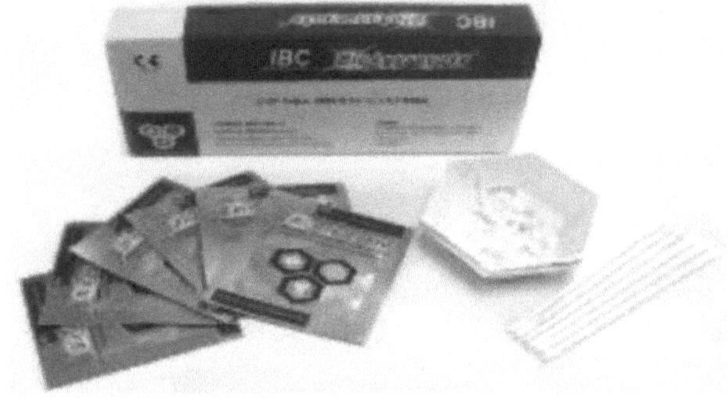

Figure 16

MISTURA ENRIQUECIDA COM CÁLCIO

Um novo material endodôntico chamado CEM (Calcium Enriched Mixture) cimento também conhecido como novo cimento endodôntico foi introduzido na odontologia por Asgary et al. em 2006 para a sua aplicação em vários procedimentos endodônticos. O cimento CEM após a sua manipulação, liberta iões de cálcio e fosfato e depois forma hidroxiapatite não só em fluido simulado de tecido corporal, mas também em solução salina normal. Este novo cimento dispensa iões de cálcio e fósforo de fontes indígenas, resultando num conglomerado de iões hidroxil (OH-), iões cálcio (Ca2+) e iões fosfato (PO4-). Estes elementos são os blocos de construção para a produção de hidroxiapatite (HA). [154]

O CEM demonstra boas características de manuseamento, instala-se num ambiente aquoso e forma um selo eficaz quando utilizado como material de enchimento da extremidade da raiz. Também serve com a capacidade de produzir hidroxiapatita com fontes de iões endógenos e exógenos. [155]

Composição e Bioactividade da CEM156

O cimento CEM é composto por diferentes compostos de cálcio. Os principais constituintes são:

- 51,75% wt. de óxido de cálcio (CaO),

- 9,53% wt. de trióxido de enxofre (SO3)

- 8,49% wt. de pentóxido de fósforo (P2O5),

- 6,32% em peso de dióxido de silício (SiO2), e

  Os componentes acessórios são:

- trióxido de alumínio (A12O3)

- óxido de sódio (Na2O)

- óxido de magnésio (MgO)

- cloreto (Cl).

> No estudo microscópio electrónico de varrimento (SEM), a presença de cálcio,

fósforo e ião oxigénio na superfície do cimento CEM foi quase semelhante quando comparada com a da dentina circundante. A composição do cimento CEM imita a composição da dentina.

> Uma vez que Hydroxyapatite é o principal constituinte da dentina; portanto, a semelhança na composição entre o cimento CEM e a dentina pode ajudar a cementogénese, apesar da presença de alto nível de fósforo no cimento CEM. É acessível suspeitar que a presença de baixa concentração de iões fosfatos nos meios de cimento CEM se deve provavelmente à sua reacção com o ião de cálcio libertado para formar hidroxiapatita na 1ª metade. [156]

> Quando misturados com solução à base de água, formam-se materiais bioactivos enriquecidos com cálcio e fosfato, o que está em conformidade com as normas da Organização Internacional de Normalização (ISO) 6876 para materiais de selagem de canais radiculares dentários.

> O hidróxido de cálcio é uma formação de resultados, devido à reacção de hidratação que tem lugar durante e após a mistura com o seu líquido. Isto deve-se principalmente às reacções que envolvem silicatos de cálcio, fosfato de cálcio e óxido de cálcio, para além da presença de hidróxido de cálcio. [154]

<u>USES</u>

1. Terapia de polpa vital157

> Dentes vitais primários/permanentes com formação radicular completa/incompleta após exposições traumáticas/mecânicas/carosas da polpa são candidatos adequados para a terapia da polpa vital.

> O sucesso do VPT assenta unicamente na vitalidade da polpa, particularmente na presença da vascularização adequada necessária à formação/função activa dos odontoblastos.

> Estudos de tratamento completo de pulpotomia usando CEM, mostraram indução de formação de ponte dentinária, inflamação inferior, melhoria da qualidade/escura da ponte calcificada, estado de vitalidade superior da polpa, e morfologia das células odontoblásticas.

2. Agente de nivelamento de polpa157

> Os exames imuno-histoquímicos revelaram que, a espessura da ponte dentinal formada sob CEM e inflamação da polpa era menor. Além disso, a expressão de fibronectina/tenascina também foi observada com CEM.

> Uma camada celular bem organizada em forma de odontoblasto é formada adjacente à ponte dentinária com dentina tubular.

3. Enchimento da extremidade da raiz158

> Uma investigação relatou, a cura dos tecidos duros após cirurgia peri-radicular, como uma resposta demonstrada pelos tecidos peri-radiculares ao

cimento CEM como os preenchimentos das extremidades das raízes mostraram.

> Observou-se a formação de cimentos adjacente ao cimento CEM em áreas saradas, enquanto que a cementogénese ocorreu sobre a superfície dentinal das extremidades das raízes ressecadas.
> O cementum eosinófilo recém-formado mostrou cementoblastos presos e a inserção de fibras PDL e cavidades ósseas foram preenchidas com tecido ósseo recém-formado.
> Capacidade de selagem favorável, biocompatibilidade comparável e maior alcalinidade vista e capacidade do CEM de induzir a cementogénese.

4. Reparação de perfurações157

> Um dos erros iatrogénicos comuns do tratamento endodôntico ou da preparação pós-espaço, ou seja, as perfurações radiculares e furculares levam frequentemente à extracção da extracção dentária indicada.
> O cimento CEM é aclamado como o material de escolha baseado unicamente nos resultados de estudos in vivo que apresentaram que o cimento CEM é capaz de instigar a dentinogénese após DPC, pulpotomia em animais; também mostrou cementogénese após perfuração.

5. Apexogénese159

> Nosrat et al. após tentarem uma pulpotomia completa usando CEM, demonstraram que um molar permanente com um ápice aberto e sinais de pulpite irreversível mostrou a formação de uma ponte calcificada sob o cimento CEM após 12 meses, juntamente com a continuação do desenvolvimento radicular.

6. Reabsorção160

> Asgary et al. relataram a gestão bem sucedida da reabsorção radicular externa inflamatória (IERR) utilizando cimento CEM num dente avulsionado de um jovem doente do sexo masculino. A cicatrização de uma IERR progressiva ocorreu no prazo de 40 meses com o restabelecimento da condição periodontal normal.
> Óxido e hidróxidos de metais alcalino-terrosos (por exemplo, óxido de cálcio e CH), fosfato de cálcio, e silicato de cálcio são constituintes importantes do CEM. Ca (OH)2 dissocia-se em cálcio e hidroxil

iões que aumentam o pH e a concentração de cálcio e a propriedade antibacteriana aumenta na presença de dentina.

Devido a este mecanismo, é considerado como o material ideal para reabsorção.

SELADOR BIOCERÂMICO

As principais funções de um selador de canal radicular são:

i. Selagem de vazios, canais acessórios de patentes, e foramina múltipla,

ii. Formação de uma ligação entre o núcleo do material de enchimento e a raiz
parede do canal,

iii. Actuando como um lubrificante ao mesmo tempo que facilita a colocação do núcleo de enchimento e o enterramento de quaisquer bactérias restantes.

Os vedantes são classificados de acordo com os seus principais constituintes químicos: óxido de zinco eugenol, hidróxido de cálcio, ionómero de vidro, silicone, resina, e vedantes à base de biocerâmica. [161] Alumina, zircónia, vidro bioactivo, cerâmica de vidro, hidroxiapatite, e fosfatos de cálcio são constituintes básicos dos seladores Biocerâmicos. A classificação de materiais Biocerâmicos em materiais bioactivos ou bioinertes é uma função relacionada com a sua interacção com o tecido vivo circundante. Os materiais bioactivos, tais como vidro e fosfato de cálcio, interagem com o tecido circundante para encorajar o crescimento de tecidos mais duráveis. Os materiais bioinertes, tais como zircónio e alumina, produzem uma resposta negligenciável do tecido circundante, não tendo efectivamente qualquer efeito biológico ou fisiológico. [162]

LeGeros et al utilizaram pela primeira vez fosfato de cálcio como cimento biocerâmico restaurador dentário. Existem duas grandes vantagens associadas à utilização de materiais biocerâmicos como selantes de canais radiculares. Em primeiro lugar, a rejeição pelos tecidos circundantes é evitada pela sua biocompatibilidade. Em segundo lugar, os materiais Biocerâmicos contêm fosfato de cálcio que melhora as propriedades de fixação da biocerâmica e resulta numa composição química e estrutura cristalina semelhante à dos materiais dentários e apatita óssea, melhorando assim a ligação dentina selante-raiz. [163]

Mecanismo do Selador Biocerâmico164

(1) Difusão das partículas do selador nos túbulos dentinários (difusão tubular) para produzir ligações mecânicas interbloqueadas.

(2) Infiltração do conteúdo mineral do selador na dentina intertubular resultando no estabelecimento de uma zona de infiltração mineral que é produzida após a desnaturação das fibras de colagénio com um forte selador alcalino.

(3) Reacção parcial do fosfato com silicato de cálcio hidrogel e hidróxido de cálcio, produzida através da reacção de silicatos de cálcio na presença da humidade da dentina, resultando na formação de hidroxiapatite ao longo da zona de infiltração mineral.

As propriedades biológicas e físicas dos seladores de canais radiculares de base biocerâmica foram revistas com base nas propriedades ideais dos seladores de canais radiculares, tal como descrito por Grossman:[165]

(1) Deve ser pegajoso quando misturado para proporcionar uma boa aderência entre ele e a parede do canal quando colocado.

(2) Deve fazer um selo hermético.

(3) Deve ser radiopaco para que possa ser visualizado na radiografia.

(4) As partículas de pó devem ser muito finas para que se possam misturar facilmente com o líquido.

(5) Não deve encolher no momento da fixação.

(6) Não deve descolorir a estrutura dos dentes.

(7) Deve ser bacteriostático ou, pelo menos, não deve encorajar o crescimento bacteriano.

(8) Deverá pôr-se lentamente.

(9) Deve ser insolúvel nos fluidos dos tecidos.

(10) Deve ser bem tolerado pelos tecidos periapicais.

(11) Deve ser solúvel em solventes comuns, se for necessário remover o enchimento do canal radicular.

Propriedades ideais da Seladora de canais radiculares

1. Biocompatibilidade
> A biocompatibilidade é um requisito essencial de qualquer selador de canal radicular, uma vez que o material de enchimento radicular constitui um verdadeiro implante que entra em contacto directo com o tecido vital nos foramina apicais e laterais da raiz ou indirectamente através da restauração da superfície.
> A biocompatibilidade é definida como a capacidade de um material para conseguir uma resposta adequada e vantajosa do hospedeiro em aplicações

específicas. Por outras palavras, diz-se que um material é biocompatível quando o material em contacto com o tecido não desencadeia uma reacção adversa, tal como toxicidade, irritação, inflamação, alergia, ou carcinogenicidade.

> Esta biocompatibilidade é atribuída à presença de fosfato de cálcio no próprio selador. O fosfato de cálcio é também o principal componente inorgânico dos tecidos duros (dentes e osso).
> A literatura observa que muitos seladores Biocerâmicos têm o potencial de promover a regeneração óssea quando extrudidos involuntariamente através do forame apical durante o enchimento do canal radicular ou reparações das perfurações radiculares. [166]

2. Tempo de configuração

> O tempo ideal de ajuste do selador de canais radiculares deve permitir um tempo de trabalho adequado. No entanto, um tempo de endurecimento lento pode resultar em irritação dos tecidos, com a maioria dos seladores de canais radiculares a produzir algum grau de toxicidade até estar completamente endurecido.
> De acordo com os fabricantes de EndoSequence BC Sealer ou iRoot SP, a reacção de ajuste é catalisada pela presença de humidade nos túbulos dentinários. Embora o tempo de presa normal seja de quatro horas, em pacientes com canais particularmente secos, o tempo de presa pode ser consideravelmente mais longo. [167]
> A quantidade de humidade presente nos túbulos dentinários das paredes do canal pode ser afectada pela absorção com pontos de papel, pela presença de tampas de esfregaço, ou pela esclerose tubular. [168]

3. Fluxo

> O fluxo é uma propriedade essencial que permite ao selador encher áreas de difícil acesso, tais como as irregularidades estreitas da dentina, istmo, canais acessórios, e vazios entre o mestre e os cones acessórios.
> De acordo com a norma ISO 6786/2001, um selador de canal radicular deve ter uma taxa de fluxo não inferior a 20mm.
> Os factores que influenciam a taxa de fluxo do selador incluem o tamanho da partícula, temperatura, taxa de cisalhamento, tempo de mistura. [169]

4. Retirabilidade

> Os materiais de enchimento radicular proporcionam uma barreira mecânica para o isolamento do tecido necrótico ou bactérias responsáveis pela

persistência de inflamação periapical ou dor pós-operatória.

> Wilcox et al observaram que a maior parte do material restante durante o novo tratamento é selador. Por conseguinte, a remoção completa do selador é essencial durante o novo tratamento endodôntico para estabelecer tecidos periapicais saudáveis. EndoSequence BC Sealer é difícil de remover do canal radicular utilizando técnicas convencionais de retratamento, incluindo calor, clorofórmio, instrumentos rotativos, lima manual. [170]

5. Solubilidade

> A solubilidade é a perda de massa de um material durante um período de imersão em água. De acordo com a especificação 57 da ANSI/ADA, a solubilidade de um selador de canal radicular não deve exceder 3% em massa.

> Um selador de canais radiculares altamente solúvel permitiria invariavelmente a formação de espaços dentro e entre o material e a dentina radicular, proporcionando assim vias de fuga da cavidade oral e dos tecidos periapicais.

> Tanto iRoot SP como MTA-Fillapex são altamente solúveis, 20,64% e 14,89%, respectivamente, o que não satisfaz os requisitos ANSI/ADA. Esta alta solubilidade é o resultado da presença de partículas nanosizadas hidrofílicas em ambos os seladores, o que aumenta a sua superfície e permite que mais moléculas líquidas entrem em contacto com o selador. [171]

> A baixa solubilidade do MTA-Angelus, consistente com os requisitos ANSI/ADA, é o resultado de uma matriz insolúvel de sílica cristalina presente no selador que mantém a sua integridade mesmo na presença de água. [172]

6. Radiopacidade

> Os seladores de canal radicular devem ser radiopacos suficientes de modo a serem distinguíveis das estruturas anatómicas adjacentes. Isto permite que a qualidade do enchimento radicular seja avaliada através de exame radiográfico.

Segundo a norma ISO 6876/2001, a radiopacidade mínima de um selador de canal radicular baseia-se numa norma de referência de 3,00mm de alumínio.

> Candeiro et al. relataram a radiopacidade de EndoSequence BC Sealer de 3,83 mm. O selador Endo CPM teve uma radiopacidade de 6mm devido à presença de trióxido de bismuto e sulfato de bário. Da mesma forma, a presença de

trióxido de bismuto no MTA-Fillapex dá-lhe uma radiopacidade de 7mm. [173]

7. Propriedades antimicrobianas. [173]

> A actividade antimicrobiana de um selador de canal radicular aumenta a taxa de sucesso dos tratamentos endodônticos ao eliminar infecções intraradiculares residuais que possam ter sobrevivido ao tratamento do canal radicular ou que tenham invadido o canal mais tarde através de microinfiltração.
> Segundo a literatura, as principais propriedades antimicrobianas dos seladores de canais radiculares residem na sua alcalinidade e libertação de iões de cálcio que estimulam a reparação através da deposição de tecido mineralizado.
> EndoSequence BC Sealer demonstrou ter um pH elevado (>11), bem como uma elevada tendência para libertar iões de cálcio.
> Os investigadores sugeriram dois mecanismos adicionais associados à eficácia antibacteriana do iRoot SP: hidrofilicidade e difusão activa de hidróxido de cálcio. A hidrofilicidade reduz o ângulo de contacto do selador e facilita a penetração do selador nas áreas finas do sistema de canais radiculares para aumentar a eficácia antibacteriana de iRoot SP in vivo.

8. Adesão

> A adesão do selador do canal radicular é definida como a sua capacidade de aderir à dentina do canal radicular e promover a adesão do cone do GP entre si e à dentina.
> Tagger et al. argumentaram que o termo adesão deveria ser substituído por colagem no caso de seladores de canais radiculares, porque a ligação entre as substâncias envolve forças mecânicas de interbloqueio em vez de atracção molecular. [174]
> A capacidade de selagem de um selador está relacionada com a sua solubilidade e com a sua ligação à dentina e aos cones de enchimento do canal radicular.
> O desenvolvimento do conceito "Monobloco" no qual um selador se liga tanto ao material do núcleo como à parede dentária para criar uma unidade singular que melhora a selagem e fortalece o dente cheio de raízes contra a fractura.
> Uma forte ligação entre o selador de canal radicular e a dentina radicular é essencial para manter a integridade da interface selador-dentina durante a preparação dos espaços posteriores e durante a flexão dos dentes. O selador de base biocerâmica tem capacidade para criar ligações entre a dentina e os materiais de enchimento do núcleo.
> De acordo com Huffman et al., a maior ligação do ProRoot Endo Sealer deve-se à presença de fosfato de cálcio amorfo esférico e fases tipo apatite que

aumentam a resistência à fricção. [175]

TABLE 3 Examples of bioceramic-based root canal sealers

Type	Brand name	Manufacturer	Components
Calcium silicate-based sealer	iRoot SP	Innovative BioCeramix Inc., Vancouver, Canada	Zirconium oxide, calcium silicates, calcium phosphate, calcium hydroxide, filler, and thickening agents
	EndoSequence BC Sealer	Brasseler USA, Savannah, GA, USA	
MTA-based sealer	MTA-Fillapex	Angelus, Londrina, PR, Brazil	Salicylate resin, diluting resin, natural resin, bismuth trioxide, nanoparticulate silica, MTA, and pigments
	Endo CPM sealer	Egeo, Buenos Aires, Argentina	Silicon dioxide, calcium carbonate, bismuth trioxide, barium sulfate, propylene glycol alginate, sodium citrate, calcium chloride, and active ingredients
	MTA-Angelus	Angelus, Londrina, PR, Brazil	Tricalcium silicate, dicalcium silicate, tricalcium aluminate, tetracalcium aluminoferrite, bismuth oxide, iron oxide, calcium carbonate, magnesium oxide, crystalline silica, and residue (calcium oxide, free magnesium oxide, and potassium and sodium sulphate compounds)
	ProRoot Endo Sealer	DENTSPLY Tulsa Dental Specialties	Powder: tricalcium silicate, dicalcium silicate, calcium sulphate, bismuth oxide, and a small amount of tricalcium aluminate. Liquid: viscous aqueous solution of a water-soluble polymer
Calcium phosphate-based sealer	Sankin apatite root canal sealer (I, II, and III)	Sankin Kogyo, Tokyo, Japan	Powder: alpha-tricalcium phosphate and hydroxy-Sankin apatite in type I, iodoform added to powder in type II (30%) and type III (5%). Liquid: polyacrylic acid and water
	Capseal (I and II)	Experimental [45]	Powder: tetracalcium phosphate (TTCP) and dicalcium phosphate anhydrous (DCPA), Portland cement (grey cement in type I and white cement in type II), zirconium oxide, and others as powder. Liquid: hydroxypropyl methyl cellulose in sodium phosphate solution

VIDRO BIOACTIVO

Na odontologia, muitos factores devem ser considerados para determinar que propriedades são relevantes para o desempenho óptimo dos biomateriais. Biomateriais tais como polímeros naturais ou sintéticos, metais, compósitos, cerâmica e vidros bioactivos foram desenvolvidos para aplicações dentárias que vão desde o recurso a dentes artificiais até à regeneração endodôntica e periodontal. [63] No final dos anos 70, a procura de uma melhor biocompatibilidade dos materiais de implantes resultou no novo conceito de materiais biocerâmicos que imitariam o tecido ósseo natural. Hydroxyapatite, um mineral cerâmico natural e também o componente mineral do osso. Assim, apenas a hidroxiapatita sintética acredita-se ser inteiramente compatível com o corpo. [176]

Durante este período, o Professor Hench (1969) inventou um novo material biocompatível utilizando sílica (vidro) como material base que podia ser misturado com outros ingredientes, tais como cálcio para unir os ossos fracturados. Isto imita o osso normal e estimula o recrescimento de novo osso entre as fracturas. [177]

IMPLICAÇÃO DO VIDRO BIOACTIVO NA ODONTOLOGIA

O vidro bioactivo é utilizado extensivamente na medicina e na odontologia. O primeiro dispositivo da Bioglass autorizado para comercialização nos Estados Unidos foi um dispositivo utilizado para tratar a perda auditiva condutiva através da substituição dos ossos do ouvido médio. O dispositivo foi denominado "Bioglass Ossicular Reconstruction Prosthesis", e o comércio denominado "MEP". Era uma estrutura sólida de Bioglass fundida que actuava para conduzir o som desde a membrana timpânica até à cóclea. A vantagem da MPE sobre outros dispositivos em uso na altura era a sua capacidade de ligação com tecido mole (membrana timpânica), bem como tecido ósseo. O segundo dispositivo da Bioglass a ser colocado no mercado foi o Implante de Manutenção de Aresta Endóssea, em Novembro de 1988.

O dispositivo foi concebido para suportar placas labiais e linguais em raízes dentárias naturais e para fornecer uma crista mais estável para a construção da dentadura após a extracção dentária. Os dispositivos eram cones simples de 45S5 Bioglass que foram colocados em locais de extracção de dentes frescos. [75]

O vidro bioactivo é considerado como um avanço na tecnologia de remineralização. Isto porque o actual tratamento padrão para remineralização dentária e prevenção da cárie é de acção lenta e depende da saliva adequada como fonte de cálcio e fósforo. Quando o vidro bioactivo é incorporado em formulações de pasta de dentes, acredita-se que os iões libertados da camada amorfa de fosfato de cálcio contribuem para o processo de remineralização da superfície dentária.

O vidro bioactivo incorporado num dentifrício aquoso tem a capacidade de reduzir a hiper-sensibilidade através da oclusão dos túbulos dentinários pela formação da camada carbonatada de hidroxiapatite. Pode ser defendido o curativo de interaposição. [72]

COMPOSIÇÃO (De acordo com Hench)[59]

A composição do vidro2ass continha 45% SiO_2, em percentagem de peso com modificadores de rede de 24,5% Na_2O e 24,5% CaO. P_2O_5 foi adicionado à composição do vidro para simular os constituintes Ca/P da hidroxiapatite (HA), a fase mineral inorgânica do osso.

Composição	45S5 Vidro bioactivo (quantidade)
Óxido de sódio (Na_2O)	24.5
Óxido de cálcio (CaO)	24.58
Pentóxido de fósforo (P_2O_5)	6
Sílica (SiO_2)	45

A composição do vidro 45S5 significa a percentagem de peso de sílica (S) como o anterior da rede e uma ração de Ca/P de 5 vezes. 45S5 é capaz de formar hidroxicarbonato apatite (HCAP) em menos de 2 horas e liga-se ao tecido.

Está disponível em múltiplas formas: Partículas, pellets, pó, malha e cones.

Bioactividade do vidro bioactivo

1. Formação de hidrocarboneto apatita (HCA)

A capacidade do vidro bioactivo para ligar osso é atribuída à formação de uma camada apatita de hidrocarboneto capaz de interagir de uma forma forte de fixação e diferenciação incorpora moléculas de colagénio; e induzir osteoblasto com fibrilas de colagénio de osso danificadas; adsorver proteína; incorporar molécula de colagénio induzir fixação e diferenciação de osteoblasto. [178] A apatite hidroxicarbonato é formada como resultado de várias reacções que ocorrem na superfície do Vidro Bioactivo na sequência seguinte:

> Um aumento do pH após a rápida troca iónica entre os catiões modificadores da rede e o H+ da solução, o que leva à hidrólise dos grupos de sílica e à criação de grupos de silonol

> Este aumento do pH provoca o ataque à rede de vidro de óxido de sílica por OH- , quebrando as ligações silonol-oxide-silonol

> Condensação e polimerização de uma camada amorfa de SiO2 1-2p sem Na+ e Ca2+

> Dissolução do vidro e migração de Ca2+ e $(PO4)^{3-}$ para a camada amorfa de SiO2 para criar uma camada amorfa de fosfato de cálcio

> À medida que o vidro continua a dissolver-se, a camada de fosfato de cálcio integra $(OH)^-$ e $(CO3)^{2-}$ a partir da solução e cristaliza como uma camada de hidrocarboneto. [179]

2. Produtos de Dissolução Iónica

> As propriedades biológicas dos produtos de dissolução iónica de BGs básicos têm-se concentrado no Si, Ca, e P de BGs silicatos, e mostram como estes materiais podem influenciar a expressão genética de vários genes em células osteoblásticas. [180]

> Estruturas macroporosas (MBG) dopadas com Mg, Zn, ou Sr são produzidas por replicação de espuma de polímero.

> A libertação gradual de Ca, P, Si, Mg, Zn, e Sr dos andaimes para o meio de cultura aumenta a proliferação celular e a actividade da fosfatase alcalina (ALP).

> Noutro estudo, a libertação de B obtida por boro/dexametasona (DEX)-funcionalizado andaimes MBG leva ao aumento da actividade ALP e à expressão de genes osteogénicos sinergicamente com o fornecimento de DEX.

> A incorporação de Cu nos andaimes MBG para induzir um ambiente hipóxico para melhorar a angiogénese através de maior secreção do factor de crescimento endotelial vascular (VEGF), expressão do factor-1a hipóxia-induzível e expressão genética relacionada com os ossos.

> Os BGs são eficazes na obtenção de respostas celulares específicas. Como resultado, estes materiais são amplamente utilizados na engenharia de tecidos duros, como material único ou fase de composições inorgânicas em composição composta e híbrida. [181]

<u>UTILIZAÇÕES DO VIDRO BIOACTIVO</u>

1. **Agente Antimicrobiano e Desinfectante182**

> Os agentes antimicrobianos são normalmente utilizados para vários procedimentos dentários endodônticos tais como e tratamentos periodônticos.

> A utilização do BG pode aumentar o pH da solução aquosa e gerar efeito antimicrobiano e inibe a colonização bacteriana ao fornecer iões de cálcio à área defeituosa e ao elevar o pH.

> Durante os procedimentos endodônticos, o BG também pode ser utilizado como desinfectante tópico e esta utilização não demonstrou efeitos adversos à estabilidade da dentina.

2. **Tratamento da Hipersensibilidade à Dentina (DH)[182]**

> Uma das opções de tratamento mais comuns para gerir a DH é bloquear os túbulos dentinários expostos com um material que possa suportar adversidades ambientais.

> O osso humano e a dentina são muito semelhantes em composição, pode-se prever que um material que forma uma ligação íntima com o osso também formará o mesmo com a dentina.

> Um recente estudo de microscópio electrónico de varrimento in vitro (SEM) realizado em discos de dentina humana demonstrou propriedades superiores de oclusão dos túbulos de BG em comparação com o flúor regular contendo dentifrício, tanto antes como depois do desafio do ácido cítrico.

3. **Material abrasivo na máquina de Abrasão Dental Air183**

> As partículas de alumina utilizadas no sistema de abrasão do ar dentário podem ser tóxicas se inaladas. Foi demonstrado que a inalação de BG causa alterações pulmonares insignificantes e as partículas são também excretadas em segurança.

> BG tem a capacidade de substituir a alumina na máquina de abrasão do ar e a sua utilização produz menos danos no esmalte dentário.

> Farooq et al demonstraram, novos BGs contendo flururoto e resultados de corte de alumina e novos BGs, quando foram utilizados para cortar esmalte. Para além do corte, a formação apatita para estas novas composições de BGs em tampão Tris dentro de 6 h implica o seu potencial para promover a remineralização dentária.

4. **Remineralização usando vidro bioactivo184**

> A desmineralização e remineralização são processos naturais que ocorrem continuamente para os dentes. Os processos fisiológicos, bem como os ácidos bacterianos e os alimentos causam desmineralização, enquanto que a remineralização resulta da deposição de mineral (cálcio e fósforo) da

saliva ou do líquido oral. Uma vez que a remineralização natural não é suficiente para se ter um esmalte forte.

> O primeiro estudo sobre remineralização da dentina por um vidro bioactivo foi realizado por Wang et al. Neste estudo, após a desmineralização artificial com EDTA

(ácido etileno-diamina-tetracético), o tratamento com vidro bioactivo nanoparticulado foi comparado com o tratamento com materiais convencionais, do tamanho de microns (PerioGlass).

Os resultados mostraram que o vidro bioactivo nanoparticulado resultou num aumento notável do conteúdo mineral sugerindo uma remineralização rápida e uma redução significativa da permeabilidade da dentina e uma excelente resistência ao desafio ácido que pode ser benéfica para tratamentos de hipersensibilidade e remineralização.

5. Vidro Bioactivo em Terapia Endodôntica e Microcirurgia
❖ **TERAPIA DE CANAIS RADICULARES ORTOGONAIS**

> Os cimentos à base de silicato de cálcio ganharam ampla aceitação na comunidade endodôntica para encher os dentes com apices abertos, para reparação de perfurações e como materiais de enchimento de ponta de raiz, devido às suas boas propriedades físico-químicas e biológicas. [64]

> Adere às paredes dentinárias hidratadas, formando uma ligação cristalina através de um processo controlado por difusão, uma característica também relatada para um grupo restrito de substitutos ósseos sintéticos disponíveis comercialmente, geralmente cerâmicas de vidro reactivas à superfície. Entre estes está B-G (grau 45S5, US Biomaterials), o primeiro material feito pelo homem a ligar-se ao osso. [38]

> A sua capacidade de dissolver, em contacto com fluidos fisiológicos do corpo ou plasma humano, e de promover a precipitação mineral com subsequente cristalização de carbonato de hidroxilo apatite (HCA) na interface vidro/tecido. [185]

> Os pontos de ressilon foram desenvolvidos em diferentes cónicos e tamanhos ISO da polycaprolactona de polímero sintético, que é um poliéster alifático termoplástico, preenchido com partículas radiopacas, bem como B-G para transmitir bioactividade. [64]

> Foi defendida a utilização de uma pré-camada de auto-etiquetagem para melhorar a adesão do núcleo de obturação, selador e dentina um ao outro, tirando simultaneamente partido das características únicas de B-G: potencial para deslocar a água das regiões sub-cheias do sistema de canais radiculares, redefinição do mineral dentário apatita e formação de uma

ligação física com a superfície dentina húmida. [64]

❖ MICROCIRURGIA ENDODÔNTICA64

> O procedimento cirúrgico endodôntico mais comum consiste na curetagem peri radicular, ressecção da extremidade da raiz, preparação e enchimento com a ajuda de um microscópio cirúrgico.

> Diferentes materiais têm sido utilizados para selar apicamente o sistema de canais e prevenir a saída de bactérias e seus subprodutos para os tecidos circundantes com resultados variáveis.

> B-G visto dissolver-se a um ritmo igual ao do novo tecido hospedeiro é remodelado, servindo de enquadramento biocompatível ao longo do qual as células estaminais mesenquimais migram devido à sua excelente capacidade osteocondutora.

> O mecanismo de dissolução gradual da matriz de vidro, concomitante com a síntese de novo tecido duro na sua superfície, pressupõe uma troca inicial de iões e resulta numa acumulação de apatite de hidroxicarbonato que tem a mesma composição que a fase mineral normal do osso.

> A B-G foi também reportada como sendo osteoindutora, encorajando os precursores osteogénicos a proliferar e a diferenciar-se em osteoblastos matriexprodutores.

> A libertação controlada de espécies iónicas solúveis promove o recrutamento de mucopolissacarídeos e glicoproteínas dos tecidos adjacentes para uma matriz orgânica rica em fibras de colagénio em contacto íntimo com cristais de hidroxicarbonato apatite recém-formados, facilitando a regeneração óssea de forma uniforme ao longo de todo o defeito. Os leitores devem estar conscientes de que eventos celulares semelhantes não ocorrem com qualquer outro material devido à falta de estímulos iónicos semelhantes.

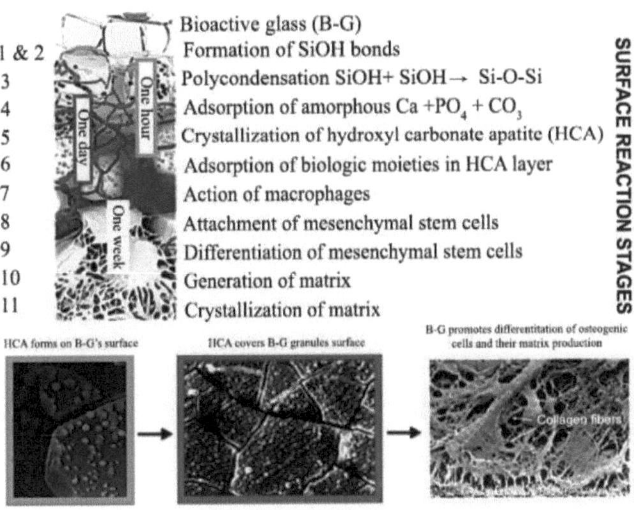

Figure 17

Reacções moleculares e celulares B-G. O processo começa com cinco fases inorgânicas que ocorrem muito rapidamente na superfície das partículas de B-G e levam à formação de HCA policristalina. Este último fixa-se rapidamente com o tecido circundante do passo 6 e actua como estrutura para o crescimento de novo osso. A arquitectura 3D do osso mineralizado é criada por células estaminais mesenquimais em resposta a concentrações críticas dos constituintes iónicos solúveis libertados a partir de B-G. A mineralização da matriz segue-se depois e os osteócitos maduros, encerrados numa matriz de colagénio-HCA, são o produto final por 6-8 dias in vitro e in vivo.

ALUMINO-SILICATO DE CÁLCIO

EndoBinder186[,187]

> Um novo cimento endodôntico à base de aluminato de cálcio, chamado EndoBinder (Binderware, São Carlos, SP, Brasil), foi desenvolvido com a intenção de preservar as propriedades e aplicações clínicas do MTA, eliminando as suas características negativas.
> EndoBinder é produzido com altos níveis de pureza, eliminando vestígios de óxido de magnésio livre (MgO) e óxido de cálcio (CaO), que são responsáveis pela expansão indesejável do material, e óxido férrico (Fe2O3), que é responsável pelo escurecimento dos dentes.
> Entre os materiais recentes, EndoBinder apresentou uma reacção de tecido satisfatória; era biocompatível quando testado em tecido subcutâneo de ratos.

Generex A [186,187]

> Generex A (Dentsply Tulsa Dental Specialties, Tulsa, OK, USA) é um material à base de silicato de cálcio que tem algumas semelhanças com o ProRoot MTA mas é misturado com géis únicos em vez de água utilizada para MTA.
> O material Generex A tem propriedades de manipulação muito diferentes em comparação com o MTA.
> Generex A mistura a uma consistência semelhante à massa, tornando fácil enrolar numa massa semelhante a uma corda.
> Generex A era o único material endodôntico de nova geração que suportava o crescimento primário dos osteoblastos. Nenhum material para além da MTA facilitou a formação de nódulos. Apenas Generex A e MTA permitiram o crescimento e proliferação celular.

Capasio [186,187]

> Capasio (Primus Consulting, Bradenton, FL, EUA) é composto principalmente de óxido de bismuto, vidro dentário e aluminossilicato de cálcio com um gel à base de sílica e acetato de polivinilo.

> Um estudo recente revelou que Capasio e MTA promovem a deposição apatita quando expostos ao líquido dos tecidos sintéticos, tendo assim a capacidade de mineralização.

> Os mesmos investigadores também concluíram que, quando utilizado como material de enchimento da extremidade da raiz, o Capasio é mais susceptível de penetrar nos túbulos dentinários.

Quick-Set186 [187]

> O Capasio em pó foi refinado e renomeado como Quick-Set (Primus Consulting), e o tensoactivo catiónico foi removido do componente líquido gel, o que se pensava interferir com a citocompatibilidade.

> Numa investigação contemporânea utilizando células tipo odontoblasto, Quick-Set e MTA exibiam perfis de citotoxicidade semelhantes. Possuem riscos toxicológicos *in vitro* negligenciáveis após a eluição de componentes tóxicos dependente do tempo.

Material de enchimento da extremidade da raiz utilizando resina epoxídica e cimento Portland
(EPC) [186,187]

EPC, um novo composto feito a partir de uma mistura de resina epóxi e cimento Portland, foi considerado um material útil para o enchimento das extremidades das raízes, com uma radioopacidade favorável, tempo de endurecimento curto, baixa microinfiltração e uma baixa citotoxicidade clinicamente aceitável.

Ceramicrete187

Ceramicrete é uma cerâmica de fosfato autoconfigurável desenvolvida no Laboratório Nacional de Argonne, Illinois, EUA, que se fixa num estado ambiente formado por base ácida

reacção entre um fosfato ácido (KH_2PO_4) e um óxido metálico básico solúvel negligenciável (calcinedMgO).

Mais recentemente, foi criado um material biocompatível e radiopaco à base de Ceramicrete, incorporando pó de hidroxiapatita e óxido de cério radiopaco na cerâmica fosfossilicato.

Tempo de preparação

> O material à base de Ceramicrete tem um tempo de presa inicial de 6 min. e um tempo de presa final de 12 min.

> Também pode ser enrolado numa formação semelhante a uma salsicha para facilitar a manipulação com instrumentos dentários e conjuntos debaixo de água com uma lavagem mínima.

Capacidade de selagem

> Uma versão modificada do material (Ceramicrete D) foi introduzida misturando o pó com água desionizada.

> A capacidade de selagem da Ceramicrete D foi relatada como sendo favorável.

> Num outro estudo de Leal *et al.* dois cimentos de reparação de biocerâmica endodôntica (Bioaggregate e Ceramicrete D) apresentaram resultados de fugas semelhantes aos da MTA branca quando utilizados como materiais de enchimento de extremidades de raiz.

> A Ceramicrete D tinha uma penetração significativamente mais baixa de glicose.

> Análises físicas e químicas mostraram que a manipulação clínica e a resistência à lavagem da Ceramicrete D é superior à da MTA; contudo, é mais fraca, menos radiopaca, e inicialmente mais ácida do que a Generex A e Capasio.

CERAMICRETE

Ceramicrete é uma cerâmica de fosfato auto-ajustável desenvolvida no Argonne National Laboratory, Illinois, EUA, que se fixa num estado ambiente formado por reacção ácido-base entre um fosfato ácido (KH2PO4) e um insignificante óxido metálico básico solúvel (MgO calcinado). Mais recentemente, foi criado um material dentário/ ósseo à base de Ceramicrete biocompatível e radiopaco, incorporando pó de hidroxiapatita e óxido de cério radiopaco na cerâmica fosfossilicato.

Tempo de presa - O material baseado em Ceramicrete tem um tempo de presa inicial de 6 min. e um tempo de presa final de 12 min. Também pode ser enrolado numa formação salsicha para facilitar a manipulação com instrumentos dentários e conjuntos debaixo de água com uma lavagem mínima.

Capacidade de selagem - Uma versão modificada do material (Ceramicrete D) foi introduzida através da mistura do pó com água deionizada. A capacidade de selagem da Ceramicrete D foi relatada como sendo favorável. Num outro estudo de Leal et al. dois cimentos de reparação de biocerâmica endodôntica (BioAggregate e Ceramicrete D) apresentaram resultados de fugas semelhantes ao MTA branco quando usados como materiais de enchimento de extremidade de raiz. Ceramicrete D teve uma penetração de glicose significativamente menor. Análises físicas e químicas mostraram que a manipulação clínica e a resistência à lavagem da Ceramicrete D eram superiores às da MTA; contudo, era mais fraca, menos radiopaca, e inicialmente mais ácida do que a Generex A e Capasio. [186]

Tay, K.C.Y. (2007) investigou um novo material de enchimento retro, Ceramicrete, pelo método de filtragem de fluidos, MVE e XRD. Os autores observaram que a Ceramicrete tinha melhor vedação apical do que o Super-EBA e o MTA, sendo um material alternativo a ser utilizado no enchimento a posteriori. [188]

Foi feito um estudo in vitro para avaliar o material baseado em Ceramicrete como material de selagem da extremidade da raiz. Este estudo utilizou um pó à base de Ceramicrete misturado com água desionizada. Este estudo mostrou que Ceramicrete tinha uma radiopacidade semelhante à dentina radicular, e a capacidade de selagem era maior em comparação com um grupo SuperEBA e ProRoot MTA. Este excelente selo apical foi atribuído à sua natureza impermeável e também à utilização de uma solução ácida de MgH2PO4.H2O como condicionador para remover a camada de esfregaço que se acredita ter melhorado a adaptação de Ceramicrete com a dentina.

Na imersão do conjunto Material Ceramicrete num fluido contendo fosfato (PCF), houve formação de fosfato dicálcico di-hidratado (DPCD) ou hidroxiapatita na superfície. Isto deve-se à reacção do disilicato de cálcio do material Ceramicrete com o fosfato da PCF. Assim, Ceramicrete mostra uma bioactividade potencial. Foi feita uma comparação do selo de extremidade de raiz obtido com Ceramicrete, BioAggregate e White MTA para estudar a prevenção da penetração da glucose. Tanto o BioAggregate como o Ceramicrete mostraram uma capacidade de selagem semelhante ao MTA, com o Ceramicrete a mostrar resultados significativamente melhores do que o Bioaggregate. [189]

Um estudo in vitro comparou as propriedades físicas e químicas do MTA branco (wMTA) com três materiais experimentais de enchimento de extremidade de raiz: Capasio (Primus Consulting, Bradenton, FL), Ceramicrete-D (Tulsa Dental Specialties/ Argonne National Laboratory, Argonne, IL), e Generex-A (Dentsply Tulsa Dental Specialties, Tulsa, OK). Ceramicrete-D foi identificada pela sua potencial bioactividade, significativamente melhor capacidade de selagem em comparação com o ProRoot MTA branco (Dentsply Tulsa Dental Specialties, Tulsa, OK), e o seu pH básico após a fixação. A razão de mistura Ceramicrete-D foi de 2:1 com o seu líquido. [190]

Da mesma forma, De Souza et al. realizaram um estudo in vitro no qual compararam a porosidade de quatro materiais endodônticos restauradores, Ceramicrete®, iRoot BP Plus®, ProRoot® MTA e Biodentine®. Estes materiais foram analisados e avaliados por um micro-CT para calcular a porosidade, e os resultados afirmaram que não há diferença na porosidade entre estes materiais. [191]

Porter et al (2010) declararam que as forças compressivas após 7 dias diminuíram nesta ordem: Generex- A > Capasio > WMTA > Ceramicrete-D. [190] O pH inicial de Capasio e Generex-A eram alcalinos, semelhantes ao do wMTA, enquanto que o de Ceramicrete-D era ácido. Significativamente, materiais alternativos permaneceram in situ após o teste de washout, enquanto que o wMTA foi deslocado das preparações retro. O manuseamento clínico e a resistência à lavagem dos materiais alternativos eram muito superiores ao WMTA. A radiopacidade, resistência à compressão e resistência a washout tornam os materiais Generex-A e Capasio adequados para estudo posterior. A Ceramicrete-D era mais fraca, menos radiopaca e inicialmente ácida.

TABLE 1. Characteristics of Root-end Filling Materials

Material	Setting Time (min)	Immediate pH	Radiopacity (mm of Al)	Compressive Strength (MPa)	Marginal Loss after Washout (%)
White ProRoot MTA	150	12.6	8.5	27.0 ± 7.0^{a}	94^{d}
Capasio	150	10.3	4.2*	30.7 ± 5.1^{a}	0^{e}
Ceramicrete-D	150	2.2	3.2*	6.6 ± 3.5^{b}	0^{e}
Generex-A	75	10.8	6.8	38.9 ± 10.9^{c}	0^{e}

a,b,c,d,eDifferent superscripts denote statistical significance ($p < 0.05$) in compressive strength and washout resistance.

*Radiopaque agent was not well dispersed so this may be a low value.

Investigação básica-Tecnologia

Tempo de configuração

Todas as amostras são colocadas em 2,5 horas ou menos (2,5 horas para Capasio, Ceramicrete- D, e MTA branca [WMTA]). O material Generex-A é fixado em 1,25 horas.

Radiopacidade

Os valores de radiopacidade em milímetros equivalentes de alumínio foram 3,2 para Ceramicrete-D, 4,2 para Capasio, 6,8 para Generex-A, e 8,5 para wMTA.

Força Compressiva

Generex-A (39 MPa) foi estatisticamente o material mais forte. A resistência compressiva da WMTA (27 MPa) não era estatisticamente diferente da de Capasio (31 MPa). Ceramicrete-D (6,6 MPa) era estatisticamente mais baixo em resistência à compressão do que os outros materiais.

pH

O pH de dois materiais de enchimento de extremidade de raiz imediatamente após a mistura era de 10 a 11 (alcalino) mas inferior a WMTA (12,6). Ceramicrete- D tinha um pH ácido de 2,2.

Resistência à lavagem

As resistências de washout das amostras Generex-A, Capasio, e Ceramicrete- D foram significativamente melhores (p < 0,05) do que a WMTA. Os novos materiais sobreviveram ao teste de washout sem perdas. As amostras wMTA tiveram um washout significativo (erosão do material da cavidade) perturbando 80% a 100% da margem e perdendo até 1 mm de profundidade da preparação artificial da extremidade da raiz mostra os resultados pós-washout.

Após 7 dias de fixação, Ceramicrete-D manteve uma consistência fraca como o giz. wMTA e Capasio eram significativamente mais fortes; Generex-A era o mais forte.

Todos os novos materiais, excepto o Ceramicrete-D, tinham uma elevada alcalinidade. A acidez inicial da Ceramicrete-D deve ser neutralizada durante a fixação; caso contrário, os iões de hidrogénio podem exacerbar o estado ácido dos tecidos inflamados ou abcessos periapicais com um pH tão baixo quanto 5,0. Contudo, um estudo anterior mostrou que o Ceramicrete-D fixado produziu um alcalino (pH de cerca de 11 após 72 horas) quando submerso em água desionizada ou fluido contendo fosfatos. Esta grande diferença indica que as medições de pH a longo prazo de amostras fixadas em água são essenciais para compreender o desempenho potencial dos materiais

A Ceramicrete-D já demonstrou incorrer em precipitação de hidroxiapatite numa solução tampão fosfato. Efeitos fisiológicos semelhantes podem ocorrer com os materiais Capasio e Generex-A, que são mais básicos. A resistência e radiopacidade de Ceramicrete-D deve ser aumentada com modificações de fórmula.

Os materiais de enchimento da extremidade da raiz não suportam qualquer carga oclusal directa, mas a resistência pode ser importante para reparar perfurações maiores ou defeitos de reabsorção. Após 7 dias de endurecimento, Ceramicrete-D manteve uma consistência fraca, semelhante ao giz. WMTA e Capasio eram significativamente mais fortes; Generex- A era o mais forte. Nenhum material era tão forte como relatado por Islam et al (46 MPa para WMTA após 3 dias) ou Torabinejad et al (40 MPa para GMTA após 1 dia) nem tão fraco como relatado por Kao et al (4,4 MPa após 1 dia). Baixos rácios pó/líquido, tempo de presa curto, temperaturas mais baixas, e a presença de defeitos causam todas forças mais baixas. Para este estudo, a presença de defeitos internos foi a única causa a explicar as forças inferiores às medidas pelo Islão e Torabinejad.

Os materiais experimentais tinham uma resistência notável à lavagem e eram adequados para ambientes húmidos porque a água faz parte do gel ou líquido utilizado para fixar os pós. A resistência e radiopacidade da Ceramicrete-D deve ser aumentada com modificações de fórmula. Os materiais Generex-A e Capasio podem ser materiais endodônticos adequados, mas são necessários testes para estabelecer a capacidade de selagem e propriedades biológicas destes potenciais materiais da próxima geração, bem como mais testes de acordo com as normas ISO para materiais dentários. [190]

O manuseamento clínico dos três materiais experimentais de enchimento da extremidade da raiz foi superior ao da wMTA. Os materiais experimentais tinham uma resistência notável à lavagem e eram adequados para ambientes húmidos porque a água faz parte do gel ou líquido utilizado para fixar os pós. A resistência e radiopacidade da Ceramicrete-D deve ser aumentada com modificações de fórmula. Os materiais Generex- A e Capasio podem ser materiais endodônticos adequados, mas são necessários testes para estabelecer a capacidade de selagem e propriedades biológicas destes potenciais materiais da próxima geração, bem como mais testes de acordo com as normas ISO para materiais dentários.

Mais recentemente, foi criado um material dentário ou ósseo baseado em cerâmica biocompatível e radiopaca, incorporando pó de hidroxiapatite e cargas radiopacas de óxido de cério na cerâmica fosfossilicato. O material à base de Ceramicrete tem um tempo de presa inicial de 6 minutos e um tempo de presa final de 12 minutos (método de agulha Gilmore a 37°C), pode ser enrolado numa formação semelhante a uma salsicha para uma manipulação mais fácil com instrumentos dentários, e presa debaixo de água com uma lavagem mínima.

Como o material é não poroso e gera iões de cálcio e fosfato durante as reacções de fixação, tem aplicações potenciais como material de enchimento de raízes. Assim, os objectivos deste estudo foram investigar o selo apical dos enchimentos radiculares à base de Ceramicrete e examinar as características morfológicas do material de fixação após imersão num fluido contendo fosfato (PCF). [188]

PAPEL DA BIOCERÂMICA NA REGENERAÇÃO
ENDODONTICS

O termo endodontia regenerativa pode ser definido de acordo com a sua própria percepção sobre o que engloba. [196]

A Associação Americana de Endodontistas (AAE) define a endodontia regenerativa como "procedimentos de base biológica concebidos para substituir estruturas danificadas, incluindo dentina e estruturas radiculares, bem como células do complexo da dentina pulpar. [197] O objectivo destes procedimentos é a substituição de células e estruturas radiculares perdidas, sem fazer a alegação de que esta substituição é uma recapitulação completa do tecido outrora perdido. [196] Estes procedimentos devem induzir a regeneração de novo tecido semelhante ao complexo polpa-dentina nativo a nível histológico com as funções fisiológicas esperadas; contudo, isto parece um resultado improvável das actuais abordagens endodônticas regenerativas. [198]

Clinicamente, existem duas situações comummente encontradas na doença da polpa. Em primeiro lugar, quando a polpa dentária ainda é vital e potencialmente inflamada, o foco está muito concentrado na manutenção da vitalidade. A estratégia de tratamento será regenerar localmente a nova dentina e promover a reorganização do tecido conjuntivo subjacente. Na segunda situação, há perda completa da polpa, devido à morte de células e tecidos em resposta à infecção e inflamação descontrolada, resultando no esvaziamento do sistema de canais radiculares de qualquer tecido vital e, frequentemente, altamente infectado. Nesta situação, a estratégia consiste em tentar regenerar um novo tecido conjuntivo vital, idealmente imitando a polpa dentária. [199]

A biologia da celulose tem-se concentrado no ambiente único da celulose e na natureza específica das células e das moléculas de matriz extracelular aí existentes.

No entanto, um conjunto crescente de provas indica semelhanças entre a polpa e as células ósseas e uma maior comparação de dados derivados de estudos ósseos e dentários pode ajudar no desenvolvimento de novas terapias regenerativas. Embora muito do estímulo até à data tenha sido a regeneração de tecidos que imitam especificamente a dentina e a polpa, pode haver mérito em regenerar mais matrizes ósseas no seu lugar para fornecer uma barreira menos permeável dentro do tecido dentário. Quando a cárie progrediu em grande parte da profundidade da dentina, assume-se muitas vezes clinicamente que é demasiado tarde para uma intervenção com técnicas regenerativas. [200]

Eventos Biológicos Associados à Regeneração196

A reparação e regeneração da polpa dentina compreende uma cascata de eventos celulares com resultados matrigénicos, angiogénicos, e neurogénicos, reflectindo os vários processos associados à geração, homeostase, e função destes tecidos. Na cicatrização natural da ferida pulpar, todos estes processos são iniciados e controlados por uma variedade de moléculas de sinalização derivadas das matrizes de polpa dentina, bem como células de defesa, inflamatórias e imunitárias associadas à doença e à sua progressão. O âmbito potencial das moléculas Biocerâmicas derivadas da polpa dentina em reparação/regeneração, é útil considerar a cascata de processos e eventos celulares que ocorrem (Fig. 1).

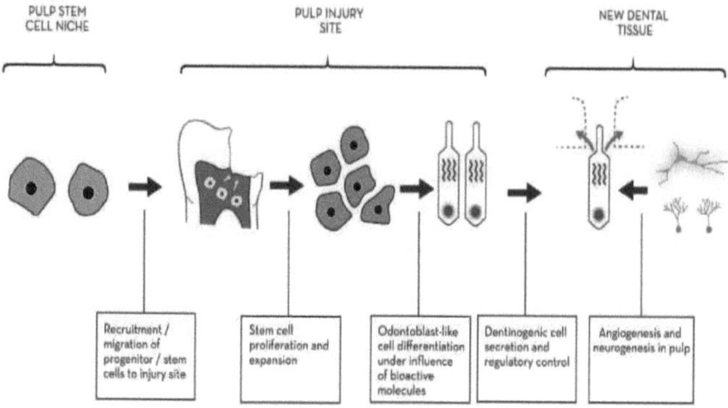

Figure 18 - Schematic of the cascade of biological steps associated with healing events during dentin-pulp regeneration.

REGENERAÇÃO UTILIZANDO MATERIAL BIOCERÂMICO

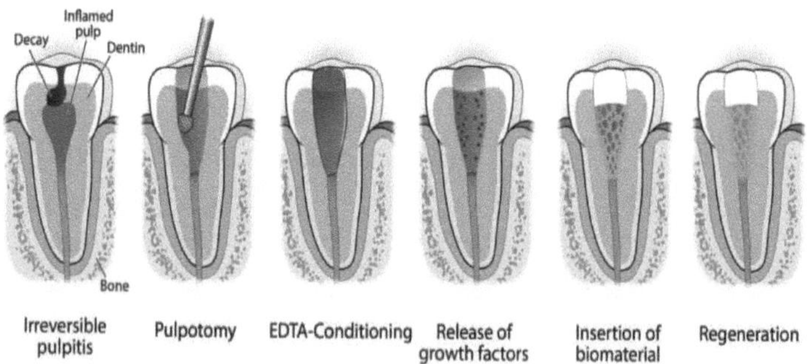

Figure 19- Illustration of the steps associated with clinical management of a tooth with irreversible pulpitis and the potential release of growth factors and other molecules leading to regeneration

> Os médicos concentraram-se em duas propriedades principais dos materiais
utilizados:
(1) a sua capacidade de selagem e
(2) a sua biocompatibilidade ou ausência de citotoxicidade. [87]
> Agregado de Trióxido Mineral (MTA) utilizado para a selagem da polpa com
base nas suas excelentes capacidades de selagem. Liberta moléculas
Biocerâmicas da matriz dentina, incluindo a estimulação da formação de
pontes dentinárias. [87]
> Um encerramento biológico da ferida proporciona provavelmente uma
abordagem melhor e mais fiável para o tratamento da doença. Com base nestas
observações, o hidróxido de cálcio e a MTA podem ser considerados como
materiais biocerâmicos, uma vez que induzem a formação de uma ponte
dentinária. [201]
> A osteodentina é geralmente observada sob restaurações de hidróxido de
cálcio, enquanto a ortodentina é geralmente observada sob restaurações de
MTA, com células tipo odontoblasto que exprimem a sialoproteína dentina
também presentes. [201]

Hipoclorito de Sódio202[,203]

> O hipoclorito de sódio (NaOCl) tem sido utilizado como agente desinfectante.
O NaOCl é um material alcalino com um pH que varia entre 10,9 e 12 . As
directrizes sugerem a desinfecção com NaOCl utilizando uma técnica que
minimiza a possibilidade da sua extrusão para o espaço periapical.
> Algumas das técnicas sugeridas para este efeito incluem a utilização de uma
agulha irrigante com uma ponta fechada e de aberturas laterais, ou EndoVac.
Subsequentemente, a irrigação é completada com soro fisiológico com a
agulha irrigante posicionada cerca de 1 mm coronalmente a partir da
extremidade da raiz para minimizar a citotoxicidade das células estaminais nos
tecidos apicais.
> O irrigante EDTA estimula a libertação dos factores de crescimento contidos
na matriz dentinária.

Hidróxido de Cálcio204

> A desinfecção do espaço do canal radicular com hidróxido de cálcio promoveu
a proliferação da papila apical das células estaminais.
> O hidróxido de cálcio também aumentou a libertação de factores de
crescimento da dentina, enquanto que as pastas antibióticas influenciaram
negativamente a libertação de factores de crescimento após a utilização de
EDTA.
> As considerações clínicas da AAE para um procedimento endodôntico
regenerativo defendem a utilização quer de uma combinação de pasta

antibiótica quer de pasta de hidróxido de cálcio.

Agregado de Trióxido Mineral (MTA)

> A MTA é um material biocerâmico, tal como o hidróxido de cálcio, e os iões de cálcio associados permitem a fixação e proliferação celular. O pH elevado confere propriedades antibacterianas. [205]

> As células produtoras de tecidos duros diferenciam-se e migram para a superfície do MTA, formando um selo biológico. [206]

> No procedimento endodôntico regenerativo, a pasta de MTA é colocada sobre o coágulo de sangue ou um andaime e actua como uma barreira coronal para evitar a fuga coronal e a entrada de microrganismos. [207]

> MTA tem[208]

- pH de 10,2 após mistura com água, que sobe para 12,5 após 3h
- bom material de vedação
- menos citotóxico
- menos investigações de fugas bacterianas, sem diferença significativa
- melhor adaptação marginal
- material biocompatível e
- bio-indutivo

    Todas estas propriedades fazem da MTA o material de escolha para utilização como matriz de barreira intracanal sobre o coágulo sanguíneo.

> Uma desvantagem da MTA é a descoloração da dentina coronal quando colocada no canal. [209]

Biodentine[210]

> O material é composto por silicato tricálcico, silicato dicálcico, óxido de zircónio, carbonato de cálcio, óxido de cálcio e óxido de ferro. É misturado com um polímero hidrosolúvel e cloreto de cálcio para diminuir o tempo de presa. [16]

> Biodentina é um cimento alcalino com um intervalo de pH de 11,7-12,3. Este material não mostrou qualquer citotoxicidade aos fibroblastos de polpa.

> A biodentina também pode ser utilizada como barreira intracanal sobre o coágulo sanguíneo e tem demonstrado que mancha menos os dentes do que a MTA.

Material Enriquecido em Cálcio (CEM)[211]

> CEM consiste principalmente em óxido de cálcio, trióxido de enxofre,

pentóxido de fósforo e dióxido de silício, que é misturado com água.

> É um material alcalino com um pH de 10,7. O CEM tem um tempo de presa mais curto do que o MTA e uma capacidade de selagem e propriedades biológicas semelhantes.

PAPEL DA BIOCERÂMICA NA ENDODONTIA

Os materiais endodônticos de uso clínico enfrentam vários desafios (209). Optimamente, os materiais devem ser fáceis de utilizar, visíveis na radiografia, biocompatíveis, bioactivos, ter actividade antimicrobiana, ser reabsorvíveis nos tecidos mas resistir à reabsorção dentro das estruturas dentárias, ser não mancháveis às estruturas dentárias, fortalecer o dente, ser dimensionalmente estável, fornecer uma selagem permanente de alta qualidade com tecidos duros dentários mas ser fácil de substituir, e ter a resistência mecânica que é óptima para o local e a tarefa para a qual são utilizados (210-216). Escusado será dizer que nenhum dos materiais na odontologia clínica, incluindo endodontia, obedece plenamente a critérios tão rigorosos.

O material de enchimento de raiz mais comummente utilizado, gutta-percha, é um bom exemplo de material menos do que ideal para o uso clínico diário. No entanto, apesar das suas insuficiências, a guta-percha oferece uma vantagem chave sobre a maioria dos outros materiais: a possibilidade de um novo tratamento conservador através do canal radicular. Seladores de canais radiculares que preenchem os vazios "deixados" pela guta-percha, e um tampão coronal no orifício do canal por algum outro material (IRM, compósito, ionómero de vidro ou cimento biocerâmico) reduzem grandemente a vulnerabilidade dos - enchimentos radiculares da guta-percha. Portanto, a posição da guta-percha + selador como material dominante para os recheios radiculares permanece relativamente forte. Contudo, existem muitas outras situações na endodontia clínica em que os materiais são necessários com a exigência de dureza, resistência e uma boa selagem; estas excluem a guta-percha da selecção de possíveis materiais de escolha.

Desde a introdução do MTA (217), os materiais biocerâmicos começaram cada vez mais a preencher a lacuna existente em situações endodônticas exigentes no que diz respeito a materiais adequados (218-226). A investigação também está a ganhar velocidade, e na altura da redacção deste manuscrito, uma pesquisa Medline com "MTA endodontia" encontrou 884 artigos, e mesmo um material relativamente novo "Biodentine" teve 194 acessos na base de dados. No entanto, grande parte da investigação é in vitro sobre as várias características mecânicas e químicas dos materiais, num esforço para prever o seu desempenho in vivo.

Em comparação, o número de investigação clínica e de estudos de acompanhamento é ainda baixo. Esta revisão centra-se na utilização de materiais biocerâmicos em endodontia clínica, e discute a sua aplicação e desempenho à luz da experiência clínica e da investigação in vitro e in vivo.

O início da evolução da biocerâmica na endodontia: O enchimento retrógrado

As técnicas microcirúrgicas que utilizam o microscópio, as pontas ultra-sónicas para a preparação de cavidades retrógradas, e um enchimento retrógrado aumentam grandemente a taxa de sucesso da cirurgia periapical (227). Foram utilizados diversos materiais diferentes como enchimentos retrógrados: amálgama, guta-percha com selador, ionómero de vidro, material à base de resina como "Retroplasto", Material de Restauração Intermédia (IRM), SuperEBA, e cimentos biocerâmicos (228- 230). Desde 1993 vários autores têm publicado estudos sobre as propriedades do MTA como material retrógrado em comparação com outros materiais (219-221). Num estudo, foi medido o tempo necessário para o Staphylococcus epidermidis penetrar numa espessura de 3 mm de amálgama, SuperEBA, IRM, ou MTA (231).

A maioria das amostras em que amálgama, SuperEBA, ou IRM tinha sido utilizada, vazou entre 6 a 57 dias, enquanto que a maioria das amostras com MTA não mostrou fugas durante o período de estudo de 90 dias (231). Resultados semelhantes foram desde então relatados por numerosos outros estudos e a MTA foi aprovada pela FDA em 1998. De um ponto de vista clínico, as características de um material retrógrado que são importantes são a facilidade de utilização, a permanência (não reabsorvível), e a qualidade do selo (resistência a fugas). Além disso, o material deve reforçar a ponta da raiz (por exemplo, a ligação à dentina) em vez de a enfraquecer, e não expandir demasiado durante a fixação. Finalmente, o material retrógrado deve ser antibacteriano mas ao mesmo tempo biocompatível com tecido humano (232.233), e ter um impacto positivo no prognóstico a longo prazo do tratamento cirúrgico.

Em muitos dos pontos-chave acima mencionados, o MTA provou ser um excelente material. Talvez a maior fraqueza tanto do MTA branco como cinzento seja a sua facilidade de utilização, ou melhor, a sua falta. A aplicação da MTA a uma cavidade retrógrada tem sido considerada por muitos como bastante desafiante. A manipulação da MTA cinzenta em alguns aspectos assemelha-se à manipulação de areia molhada; não é fácil provocar o fundo de uma cavidade retrógrada profunda, e pode colar-se melhor ao instrumento metálico do que se prende às paredes da cavidade ou a si próprio. Uma variedade de diferentes ferramentas e armas surgiram no mercado para facilitar a colocação de MTA na cavidade retrógrada (Figs. 1 e 2).

Um dos sistemas mais populares entre os especialistas é o sistema MAP (micro apical placement), com a sua vasta selecção de pontas intercambiáveis com diferentes angulações e gamas (Fig. 3). A MTA é também um pouco sensível à irrigação da cavidade óssea; como resultado, o enchimento tem frequentemente concavidade superficial. Embora a MTA requeira humidade/água para a fixação, demasiada água ou sangue durante o trabalho irá impedir uma boa consistência da MTA e, assim, reduzir a qualidade do enchimento (234.235). Apesar das deficiências acima referidas e dos desafios ocasionais, tanto a MTA cinza como a branca continuam a ser excelentes escolhas clínicas como materiais de enchimento de raiz retrógrada. A MTA dominou a investigação e as discussões sobre materiais de enchimento retrógrados durante quase 10 anos, uma vez que houve pouca ou nenhuma concorrência, excepto por parte do IRM e do SuperEBA (229.236.237).

BioAggregate, um novo cimento biocerâmico à base de silicato de cálcio, entrou no mercado em 2006 pela Innovative Bioceramix, Inc. Foi também comercializado como DiaRoot pela DiaDent. Leal et al. (238) compararam fugas em cavidades retrógradas preenchidas com MTA branco ou BioAggregate e não encontraram diferença entre os dois materiais. É igualmente não citotóxico como o MTA (224), embora Zhang et al. (239) tenham relatado que, ao contrário do MTA, o BioAggregate induziu mineralização e diferenciação odontoblástica - expressão genética associada em células de polpa dentária humana. Do ponto de vista do uso clínico, tanto o MTA como o BioAggregate são misturados a partir de energia/líquido; a água deionizada é fornecida com o BioAggregate (http://www.ibio
ceramix.com/BioAggregate.html).

A escolha do material de reenchimento   entre a MTA e

O BioAggregate baseia-se na preferência pessoal, uma vez que se espera que ambos tenham um bom desempenho. Contudo, Keskin et al. (240), que estudaram a estabilidade da cor dos materiais à base de silicato de cálcio em contacto com diferentes soluções de irrigação, relataram que os compostos livres de óxido de bismuto, Biodentina, e BioAggregate devem ser considerados como alternativas ao MTA em áreas com considerações estéticas sensíveis. Na área da ponta da raiz, no entanto, isto não é importante. O Biodentine (Septodont, Saint-Maur-des-Fosses, França) foi introduzido como material de substituição da dentina em 2011.

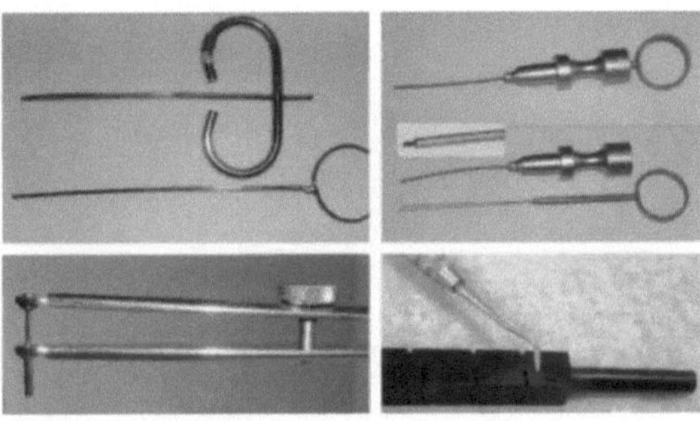

Fig. 1. Old and newer models of carriers for filling materials from different manufacturers.

Há um número limitado de estudos sobre o desempenho do Biodentine como material de enchimento de raiz retrógrado. Mori et al. (241) relataram inflamação moderada dos tecidos em contacto com Biodentine aos 7 dias, enquanto apenas uma reacção insignificante a ligeira estava presente com MTA. No entanto, após 14 dias, não houve diferenças entre os dois materiais: ambos causaram uma inflamação ligeira a ligeira. A biodentina é misturada à beira da cadeira através da adição de um líquido contendo cloreto de cálcio numa cápsula em pó, e a mistura é triturada utilizando um dispositivo de mistura durante 30 segundos. Contudo, a mistura resultante não é tipicamente homogénea e é necessária mais mistura manual. O balanceamento entre variantes húmidas e secas de Biodentine requer alguma prática. Grech et al. (242) investigaram as propriedades do BioAggregate e do Biodentine e relataram que o Biodentine demonstrou uma elevada lavagem. Na situação clínica, isto significa que os enchimentos retrógrados de Biodentine devem ser protegidos durante o enxaguamento da cavidade óssea.

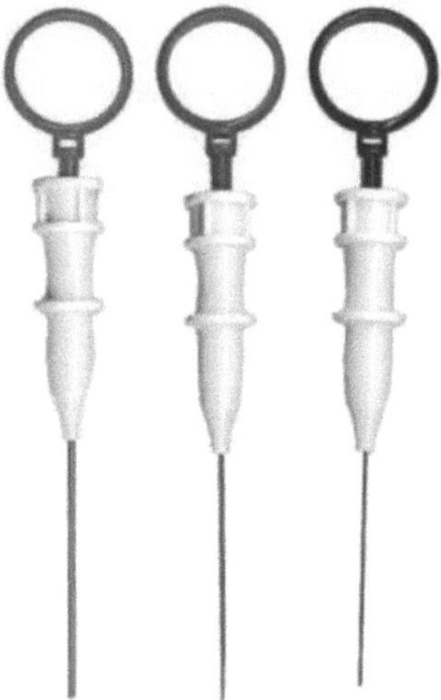

Fig. 2. Disposable MTA carriers. Courtesy of Vista
Dental Products.

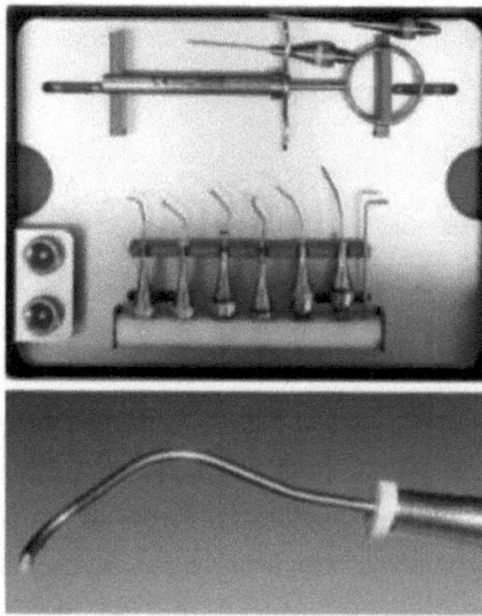

Fig. 3. MAP system (Dentsply) is an advanced carrier
for bioceramic cements. It has several different tip
designs to allow exact application of the material even
in far-to-reach areas.

O número de estudos sobre a microinfiltração de enchimentos retrógrados de Biodentine em comparação com outros materiais é baixo e os métodos são demasiado variáveis para permitir que se tirem conclusões nesta fase. Alguns anos após a introdução do BioAggregate, dois outros materiais Biocerâmicos do mesmo fabricante, utilizando os mesmos ingredientes, foram introduzidos na endodontia: o material de reparação de raízes (RRM) Putty e RRM Paste (Brasseler, Savannah, GA, EUA). Os RRM são biocompatíveis e permitem o crescimento de fibroblastos gengivais na sua superfície (243.244). A diferença entre os dois RRMs e os materiais biocompatíveis acima mencionados (MTA, BioAggregate, e Biodentine) é que os RRMs são pré-misturados, materiais monocomponentes que estão prontos a usar da seringa ou de uma minúscula caixa de tampa de rosca; não é necessária qualquer mistura. Do ponto de vista do clínico, isto facilita o timing da colocação do enchimento retrógrado porque o controlo do sangue e humidade na cavidade da ponta da raiz não tem de ser sincronizado no tempo com a mistura do material. A pasta RRM Paste tem uma consistência semelhante à de um selador e pode ser sensível a um efeito de washout se utilizada sozinha.

Portanto, se for utilizada a pasta RRM Paste, esta é colocada na cavidade retrógrada usando uma ponta de plástico fina e dobrável, directamente da seringa, e depois a pasta RRM Putty mais pesada é colocada na cavidade com um instrumento manual (Fig 4). O RRM Putty ou a combinação RRM Paste Putty ganhou grande popularidade devido à sua facilidade de utilização e à sua aparente boa resistência à lavagem, embora esta última propriedade ainda não tenha sido completamente investigada. Recentemente, foi introduzido mais um membro da família RRM, o RRM Putty Fast Set (FS). O preenchimento cirúrgico de uma reabsorção apical da ponta da raiz com um cimento biocerâmico é mostrado na Fig. 5. Existem dados limitados sobre o efeito do material de enchimento da extremidade da raiz no prognóstico do tratamento e cura das lesões periapicais.

Fig. *4.* Colocação de um recheio biocerâmico retrógrado utilizando pasta e

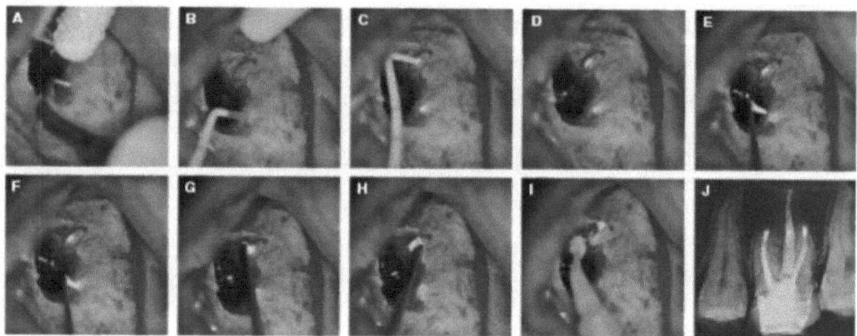

massa de reparação de raízes (RRM). (A) A cavidade de grau retrógrado é preparada usando pontas de ultra-sons. (B D) A pasta RRM é aplicada directamente na cavidade usando uma ponta aplicadora de seringa de plástico estreita. (E-H) A massa RRM de corpo mais pesado é pressionada para dentro da cavidade; força a pasta de fluxo fácil para os detalhes finos da cavidade retrógrada mais profunda. (I) A superfície da raiz cortada é limpa com, por exemplo, um microescova. (J) Uma radiografia de um dente com apicocctomia terminada com pasta RRM e massa de enchimento retrógrada. Cortesia do Dr. A. A. Nassch.

Chen et al. (245), num extenso estudo de acompanhamento, examinaram a cura após microcirurgia da extremidade da raiz utilizando agregado mineral trióxido e RRM Putty como materiais de enchimento da extremidade da raiz em cães. Os autores relataram que no modelo animal que empregaram, o RRM no exame histológico conseguiu uma melhor resposta de cura do tecido adjacente à superfície da extremidade da raiz ressecada108 A melhor tendência curativa associada ao RRM pôde ser detectada pela TCFC e micro-TC, mas não pela radiografia periapical. Os cimentos biocerâmicos apareceram na mesma época, juntamente com a utilização de microscópios cirúrgicos e pontas de ultra-sons especificamente concebidos para a preparação de cavidades retrógradas. Embora não haja dúvidas de que o potencial antimicrobiano, a biocompatibilidade, a bioactividade e a excelente selagem a longo prazo com dentina fazem dos materiais biocerâmicos uma escolha preferida como materiais de enchimento retrógrados, a sua importância relativa entre todas as outras melhorias durante os últimos 20 anos continua por esclarecer.

Enchimento de canais radiculares ortográficos biocerâmicos:

A guta-percha com um selador é o enchimento mais comum do canal radicular. Contudo, em algumas situações o canal, ou a porção apical do mesmo, é enchido com um cimento biocerâmico (246,247). Muitas vezes o canal apical à reabsorção é preenchido com o mesmo cimento Biocerâmico que a cavidade de reabsorção, por exemplo, para evitar a contaminação da cavidade de reabsorção com um selador que de outra forma seria utilizado no canal apical (Fig. 11).

Finalmente, alguns endodontistas optam por encher o canal radicular apical com um cimento Biocerâmico em casos de sintomas persistentes, na esperança de que as excelentes propriedades selantes de um cimento BC juntamente com a sua actividade antimicrobiana ajudem a resolver o caso, e se não, como preparação para uma apicoectomia. A técnica mais comum para encher o canal radicular (apical) com um cimento BC é bater pequenas porções do cimento no canal com pontos de papel de tamanho adequado (Fig. 14).

Muitas vezes é melhor usar pontos de papel invertido dos quais a extremidade codificada por cor foi cortada com tesoura. Os pontos de papel

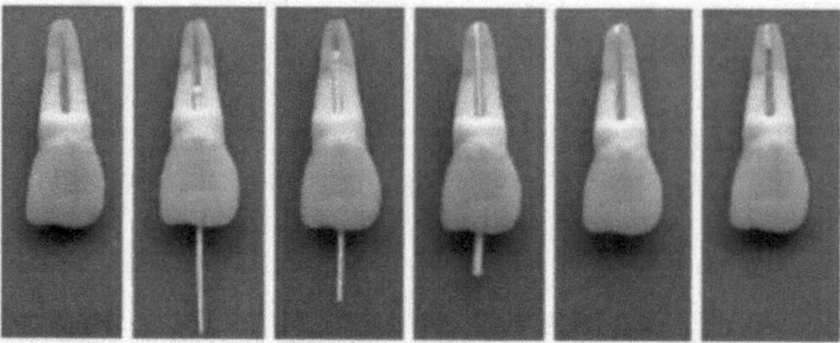

Fig. 14. Left to right: a demonstration of how a small piece of a bioceramic cement is tapped down the root canal using paper points. Close to the apex, the paper point in this case (narrow canal) was no longer inverted. After the first portion of the cement is secured apically, more material can be added, depending on the overall treatment plan. Courtesy of Artendo Enterprises Inc.

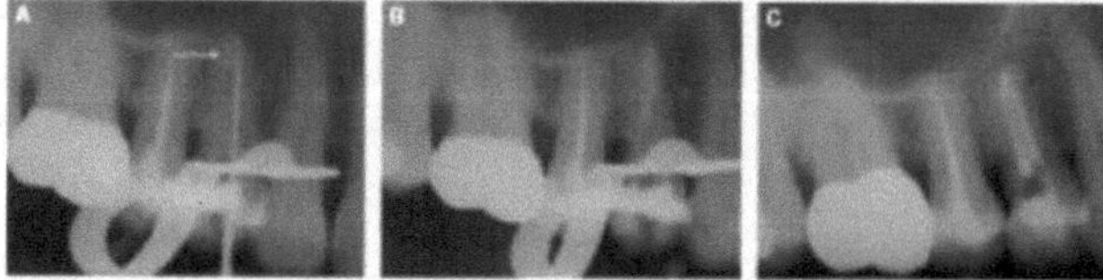

Fig. 15. Filling the apical root canals with a bioceramic cement. (A) Cement tapped down with paper points and condensed with a file. One of the apical plugs shows a void that was eliminated by condensing with a file connected to ultrasonic vibration. (B) Finished apical orthograde bioceramic plugs. (C) The tooth after apicoectomy and coronal canals filled with gutta-percha and sealer.

oferecem grandes vantagens: permitem a aplicação correcta de uma ligeira pressão sobre o material, e removem o excesso de humidade do cimento BC. A maioria dos cimentos BC não se prendem muito aos pontos de papel, ao contrário do que acontece se, por exemplo, forem utilizados tampões de metal. Quanto mais estreito for o canal, mais importante é que as primeiras porções do cimento que são fixadas ao ápice sejam muito pequenas (Fig. 15). Caso contrário, o cimento fica preso nas paredes do canal que normalmente convergem apicalmente. Se isso ocorrer, o cimento deve ser removido e um novo esforço deve ser feito com uma quantidade menor do cimento (Fig. 16).

Fig. 16. (A) Um paciente foi encaminhado para tratamento especializado para um dente com uma grande lesão apical e lateral. Se a "perfuração" é um grande canal lateral ou uma perfuração acidental não pôde ser confirmada com certeza. (B-D) O primeiro esforço de preenchimento bloqueou o canal radicular apical; o canal foi novamente acedido e o canal apical foi preenchido. (E, F) Um

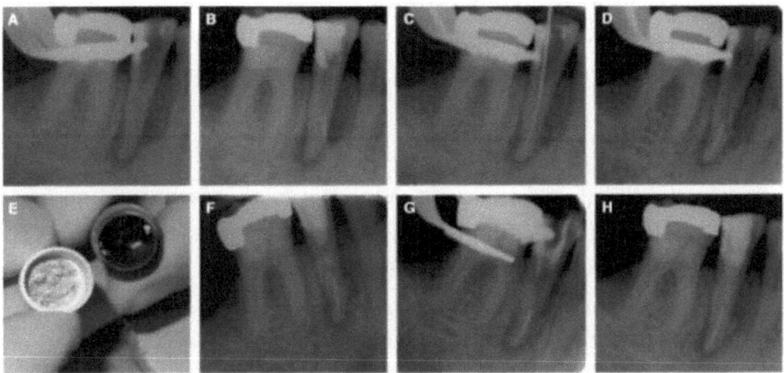

cimento bioco-râmico (Biodentine) foi misturado e batido no canal num esforço para encher o canal lateral/perfuração. O cimento foi utilizado demasiado húmido e em porções demasiado grandes, o que resultou numa má qualidade do enchimento. (G, H) O cimento foi removido e novamente aplicado, utilizando uma mistura mais seca e porções mais pequenas enquanto batia com pontos de papel.

Dentes com um ápice aberto:

Tratamento a longo prazo com hidróxido de cálcio utilizado para ser o tratamento de escolha nos dentes com um ápice aberto e lesão apical (248.249). No entanto, o longo tempo de tratamento de 1-2 anos e os estudos que sugeriram que o hidróxido de cálcio a longo prazo pode de facto enfraquecer o dente produziram pressão para procurar outras opções de tratamento (250). Actualmente, os cimentos biocerâmicos tornaram-se a escolha preferida nos dentes com um ápice aberto, se for indicado um tratamento endodôntico (251-253). Em vez de esperar pelo lento processo de apexificação por hidróxido de cálcio, o canal apical já é preenchido com um cimento Biocerâmico na primeira ou segunda visita, e o resto do canal com outro material, dependendo dos requisitos específicos de cada caso (254).

A maioria dos estudos e relatórios de casos de apexificação biocerâmica envolveram a utilização de MTA; a literatura sobre a utilização e desempenho de outros 111materiais biocerâmicos como "fichas apicais" é escassa neste momento (245). No entanto, com base nos resultados de um volume crescente de investigação com diferentes materiais biocerâmicos, pode-se assumir que muitos dos outros novos materiais terão um desempenho comparável ao da MTA como enchimento apical em dentes com vértices grandes e abertos. Um enchimento apical ortogonal BC pode ser colocado na primeira ou segunda visita de tratamento, dependendo de factores tais como sangramento, pus, e excesso de humidade no ápice.

O hidróxido de cálcio é utilizado como um medicamento de interaptação para controlar a inflamação e ajudar a proporcionar condições favoráveis na segunda consulta para o enchimento da BC. O canal radicular é naturalmente largo nos dentes com um ápice aberto; portanto, a colocação de um cimento BC sobre a ferida apical pode ser feita sem dificuldade. Em alguns casos, o cimento pode ser aplicado directamente no ápice usando um portador de MTA com uma ponta longa e estreita; na maioria dos casos, embora seja colocado no canal coronal ou no orifício do canal e batido com pontos de papel grandes e invertidos. Se se espera que o controlo do comprimento apical seja um desafio, uma matriz como CollaCote ou Gelfoam pode ser colocada na borda do tecido apical da raiz, a fim de evitar o enchimento excessivo. O controlo radiográfico precoce é obrigatório para verificar o comprimento correcto do cimento biocerâmico e a densidade das primeiras camadas do cimento embalado. Os recheios com vazios podem ser mais condensados com pontos de papel ou tampões metálicos; podem ser utilizadas pequenas rajadas de ultra-sons de baixo consumo energético com estes últimos. Só quando a qualidade do enchimento mais apical for confirmada é que mais material pode ser adicionado ao canal, até ao nível desejado. Um caso com enchimento ortogonal apical Biocerâmica num dente onde o ápice estava bem aberto na direcção vestibulolingual é mostrado na Figura 17.

O nivelamento da polpa é mais uma área na endodontia clínica onde os cimentos biocerâmicos foram adoptados com sucesso para tratamento (254-260). No nivelamento da polpa, o material óptimo é biocompatível, estimula a diferenciação das células de polpa a odontoblastos/odontoblastos como as células, sela completamente o local de perfuração, é antimicrobiano, e tem resistência mecânica suficiente, incluindo dureza, resistência à compressão, e módulo de flexão (233.239.251.255.256). O hidróxido de cálcio, que tem sido utilizado com relativo sucesso para o nivelamento da polpa durante séculos, pode ser considerado como biocompatível, mas não sela a ferida e tem características mecânicas inferiores. Os cimentos biocerâmicos têm uma biocompatibilidade semelhante ou melhor do que o hidróxido de cálcio e são superiores no que diz respeito à sua capacidade de selagem e características mecânicas (242.256).

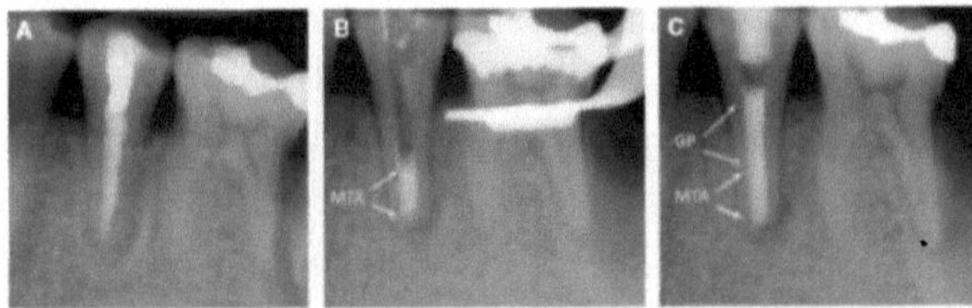

Fig. 17. (A) Um segundo pré-molar inferior cheio de raízes com uma infecção persistente e tracto sinusal. Apesar do aspecto radiográfico do ápice, o canal radicular/pépice estava bem aberto na direcção bucolingual. O enchimento radicular foi removido e o canal desinfectado e cheio com hidróxido de cálcio. (B, C) O tracto sinusal fechou e o terço apical foi preenchido com um cimento biocerâmico (MTA). O canal coronal foi enchido com guta-percha e escaler na mesma consulta. Cortesia da Artendo Enterprises Inc.

Num grande ensaio clínico randomizado, Hilton et al. (260) forneceram provas confirmatórias de um desempenho superior com MTA como agente de pulpcapping directo em comparação com o hidróxido de cálcio quando avaliado numa rede de investigação baseada na prática durante até 2 anos. Excelentes resultados da limitação da polpa com MTA também foram relatados por outros (261.262). Bogen et al. (257) utilizaram MTA no nivelamento da polpa em dentes jovens e adultos (ápice fechado) onde a cárie tinha perfurado a polpa, mas os dentes estavam livres de sintomas na altura do tratamento. Durante um período de observação de 9 anos, os autores seguiram 49 dos 53 dentes e verificaram que 97,96% tinham resultados favoráveis com base no aspecto radiográfico, sintomas subjectivos, e testes frios.

Todos os dentes em pacientes mais jovens (15/15) que inicialmente tinham ápices abertos mostraram uma formação radicular completa (apexogénese). Os critérios clínicos que os autores utilizaram no seu estudo para a selecção de casos podem ser de particular interesse no que diz respeito à elevada taxa de sucesso. A hemorragia da polpa deve cessar dentro de 10 minutos para que o caso possa ser incluído no estudo. O operador utilizou 5,25% ou 6% de NaOCl como solução directa ou sobre uma pastilha de algodão embebida para obter hemostasia. Embora não seja o foco do estudo, é possível que a alta concentração de NaOCl tenha limpo melhor o local de perfuração do tecido de polpa necrótica do que uma concentração mais baixa de NaOCl.

Outro factor que contribui para o sucesso do estudo acima referido pode ser a desinfecção da dentina circundante por NaOCl; Ma et al. (263) usando um modelo de infecção dentina e microscopia confocal mostraram que 6% de NaOCl foi duas vezes mais eficaz a matar bactérias nos canais dentinários do que 1% ou 2% de soluções. Um protocolo recomendado para o nivelamento da polpa pode ser adaptado do estudo de Bogen et al. (257). Após a área de perfuração da polpa ser mecanicamente limpa, a hemorragia pára, e os tecidos desinfectados com 6% de NaOCl, MTA ou outro cimento biocerâmico é cuidadosamente colocado na ferida da polpa e na dentina circundante. "Foi colocada uma camada de 1,5 a 3,0 milímetros de espessura de MTA sobre o local de exposição e a dentina

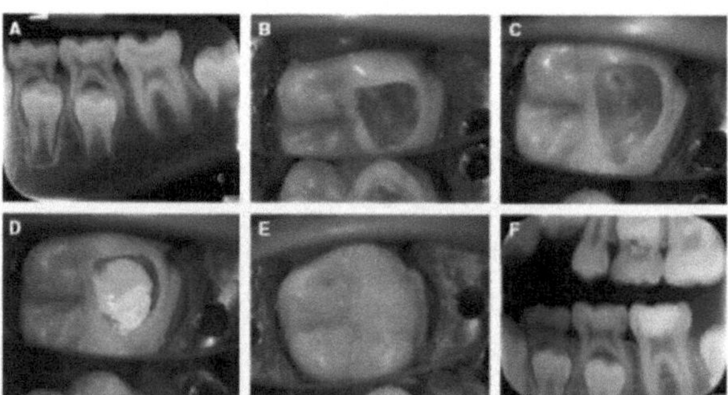

Fig. 18. Pulp capping in lower first molar of a young patient. (A-C) A deep caries lesion was removed revealing exposure to vital tissue. (D) The cavity and the wound were disinfected with 5% sodium hypochlorite for several minutes, and the cavity floor was filled with Biodentine. (E) Tooth fully restored with resin-bonded composite. (F) Final radiograph after the procedure. Courtesy of Dr. Dale Jung.

circundante, deixando 1 a 2 mm de dentina e esmalte disponíveis circunferencialmente para a futura restauração colada. Foi então colocada uma fina camada de algodão humedecido em água sobre o material e o dente foi provisoriamente restaurado com material composto de resina não colada". Uma semana mais tarde, foi feita uma restauração permanente com compósito de resina

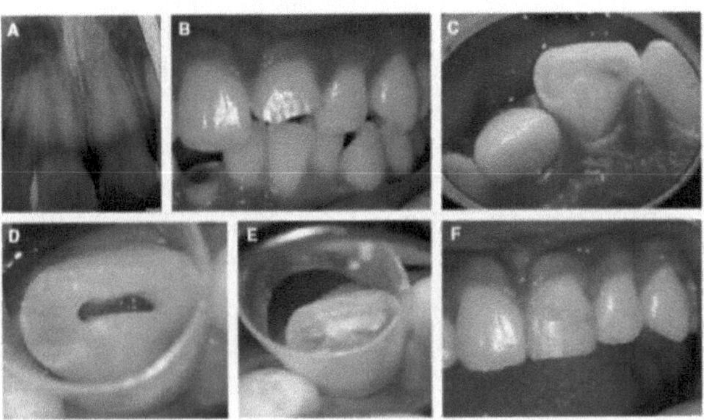

colada (257).

Fig. 19. Limpeza de polpa após trauma no incisivo central do maxilar. (CA) Uma lesão traumática fracturou um ind sor e um incisivo central maxilar, expondo a polpa. (I>) O coronal 1 2 mm do tecido pulpar foi removido com uma broca de alta velocidade e a ferida desinfectada com solução de hipoclorito. (E) O cimento biocerâmico foi aplicado sobre a ferida e a cavidade. (F) Dente totalmente restaurado com um material compósito resino-ligado.

A maior parte da literatura sobre biocerâmica no revestimento de pasta é sobre a MTA, que tem sido utilizada há mais tempo para este e outros fins. De Rossi et al. (264) relataram que a biodentina apresentava compatibilidade tecidual e permitia a formação de ponte de tecido mineralizado após a pulpotomia em todas as amostras com morfologia e integridade semelhantes às formadas com o uso da MTA. Num outro estudo, Natale et al. (265) descobriram que a libertação de cálcio e de iões hidroxil de Dycal era significativamente inferior à de Biodentine e MTA Angelus, dependendo das condições de pH. A biodentina tinha uma força e um módulo substancialmente mais elevados do que a MTA Angelus ou Dycal. Accorinte et al. (259) compararam o ProRoot (Dentsply) e o MTA Angelus

(Angelus) numa experiência de nivelamento de polpa em dentes humanos e descobriram que os dois materiais produziram respostas semelhantes após um tempo de seguimento de 60 dias na polpa, quando usados para nivelamento de polpa em dentes intactos e sem cáries.Um estudo feito com dentes de porco descobriu que o nivelamento de polpa com Biodentine foi seguido por uma espessura significativamente mais elevada da ponte de tecido duro do que o MTA Angelus com 3 e 8 semanas após a colocação dos materiais. Zhu et al. (266) relataram que o BioAggregate foi capaz de promover a adesão celular, migração e fixação de células de polpa dentária humana (HDPCs) mais do que a MTA utilizada como comparação, indicando a sua excelente citocompatibilidade. Efeitos semelhantes em células de polpa foram relatados para BioAggregate e iRoot BP Plus (= RRM Putty) por Zhang et al. (239) e para Biodentine por Tziafa et al. (267). Embora ainda não estejam disponíveis estudos clínicos de longo prazo para Biodentine, BioAggregate, RRM Putty, RRM Paste, ou outros materiais, estudos de curto prazo e relatórios das suas propriedades biológicas e mecânicas indicam que o desempenho a longo prazo como agentes de limitação de polpa de vários destes materiais pode ser comparável ao do MTA. Nas Figuras 18 e 19 são mostrados dois casos de nivelamento de polpa utilizando cimentos biocerâmicos.

<u>Materiais biocerâmicos em endodontia regenerativa:</u>

As abordagens regenerativas em endodontia têm recebido muita atenção durante os últimos anos no tratamento de dentes vitais e necróticos com vértices abertos (268-271). O MTA branco tem sido utilizado como material de escolha em tais tratamentos para um fim específico; o cimento biocerâmico é utilizado como tampão de raiz média ou coronal após desinfecção do canal com uma pasta antibiótica. Um coágulo de sangue é criado no canal apical ou o canal é preenchido com plasma rico em plaquetas e a área é selada coronalmente com MTA, que fornece um selo permanente de alta qualidade (268). Uma matriz como a CollaCote é frequentemente utilizada apical à MTA para permitir o controlo da profundidade do cimento (Fig. 20). Os cimentos biocerâmicos para além do MTA têm recebido até agora pouca atenção na investigação relacionada com a endodontia regenerativa. Jung et al. (272) mostraram que o Biodentine e o BioAggregate, semelhantes ao MTA, estimularam a diferenciação odontoblástica e a formação de nódulos de mineralização, activando a via MAPK. Isto sugere que outros materiais Biocerâmicos também poderiam ser úteis para procedimentos endodônticos regenerativos. Materiais com características mecânicas e biológicas iguais, mas sem o risco de manchar a estrutura dentária, devem ter prioridade quando a estética pode ser ou tornar-se um problema (especialmente dentes na zona frontal).

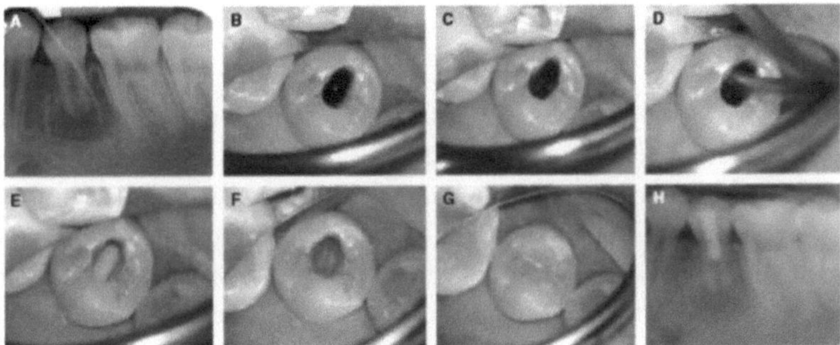

Fig. 20. MTA plug in a case of regenerative endodontic treatment. (A) Pretreatment radiograph. (B) After instrumentation, irrigation, and a period with antibiotic paste, the sinus tract closed and a blood clot was created in the canal. (C) A collagen membrane (matrix) was placed as an apical barrier on the blood clot. (D, E) An MTA plug was carefully placed on the collagen matrix, avoiding excess pressure. (F, G) The tooth was then restored with glass ionomer and resin-bonded composite. (H) Final radiograph after the procedures.

<u>CONCLUSÃO</u>

O tratamento endodôntico na odontologia é um procedimento delicado e muitas tentativas de tratamento falham. Apesar do constante desenvolvimento de novas técnicas de enchimento de canais radiculares, o clínico é confrontado tanto com um sistema complexo de canais radiculares como com a utilização de materiais de enchimento que são prejudiciais para os tecidos periapicais. Os materiais biocerâmicos são considerados como uma bênção para a odontologia devido ao seu potencial de regeneração. Os materiais biocerâmicos deram provas da sua eficiência na inclusão de tecidos mineralizados em endodontia devido à sua biocompatibilidade, bioactividade e propriedades reológicas. [6]

A aplicação clínica de materiais Biocerâmicos inclui o nivelamento da polpa, pulpotomia, preenchimento da extremidade da raiz, reparação da reabsorção radicular, reparação da perfuração da raiz e apexificação. Os cimentos biocerâmicos expandiram-se ainda mais para utilizações como revestimento e bases (Biodentine) e cimentos de cimentação para aplicação em coroas e pontes. [48]

A abordagem de materiais biocerâmicos à odontologia restauradora significaria materiais restauradores estéticos e funcionais semelhantes ao dente natural e às suas camadas individuais de dentina e esmalte. Biocerâmica em dentisteria restaurativa é devolver todos os tecidos dentários preparados à plena função através da criação de ligações de tecidos duros que permitem a passagem de tensões funcionais através do dente, tornando toda a coroa na unidade biológica e estética funcional. O dente intacto nos seus tons e tonalidades ideais e mais importante na sua anatomia intracoronal, localização e mecânica no arco, é o guia para a reconstrução que determina o sucesso. [48]

A substituição da estrutura dentária doente ou perdida por materiais restauradores biocompatíveis é actualmente a técnica de hoje, mas cada um destes procedimentos tem as suas próprias limitações e inconvenientes. A regeneração da estrutura dentária perdida em vez da sua substituição irá assegurar um melhor prognóstico e uma elevada taxa de sucesso. [48]

A odontologia envolve a utilização de materiais biocerâmicos que poderiam substituir com sucesso o esmalte perdido, dentina, cimento e até tecido de polpa. [48]

<u>Direcção Futura na Investigação em Endodontia Biocerâmica:</u>

Em conclusão, com base no corpo de informação científica existente, as mudanças tecnológicas que regem a utilização da biocerâmica são um aspecto crucial dos avanços da endodontia. Há uma necessidade de investigação extensiva para identificar novas biocerâmicas ou alterar a existente para melhorar as suas propriedades benéficas. Como descrito acima, os esforços têm sido direccionados para a amalgamação da biocerâmica com agentes antimicrobianos como os compostos de prata e várias outras formações, no entanto, o que é necessário é uma investigação clínica extensiva sobre estes aspectos científicos. Estudiosos avaliaram até que ponto os dentistas têm avançado o processo de tratamento através da utilização de um composto biocompatível para diferentes procedimentos de tratamento.

O foco das análises tem sido o nível de eficiência associado ao método. Por conseguinte, os investigadores têm-se empenhado em realizar estudos de produtos comerciais de biocerâmica tal como aplicada na endodontia. Por outro lado, a literatura tem apontado para algumas mudanças nas tendências do mercado, bem como para a necessidade de melhores resultados para os pacientes como um determinante fundamental das mudanças tecnológicas. Há uma necessidade urgente de desenvolver biocerâmicas com melhores perfis anti-microbianos, para que o paciente possa ter melhores resultados após os procedimentos de tratamento.

Uma importante via que emerge desta revisão é a falta de directrizes apropriadas relativamente ao desenvolvimento da biocerâmica e a sua utilização na endodontia. Os empreendimentos comerciais de fabrico de várias biocerâmicas têm controlo total sobre esta indústria, e há necessidade de divulgar o conhecimento da experiência clínica e o desenvolvimento de directrizes apropriadas para que o conhecimento possa ser utilizado empiricamente a nível global. A passagem da biocerâmica previamente desenvolvida para formulações recentemente desenvolvidas é muito lenta, e há uma necessidade urgente de impulsionar a investigação clínica.

Como os dentes são o principal componente da cavidade oral e os dentes saudáveis garantem a saúde humana em geral. As vias futuras acima descritas, identificadas para a investigação biocerâmica em endodontia, baseiam-se em dados limitados disponíveis no terreno. Nas instituições académicas envolvidas no ensino da odontologia é necessário promover mais investigação científica/clínica neste campo particular.

BIBLIOGRAFIA

1. Asthana G, Bhargava S. Materiais Bioactivos: Uma Revisão Abrangente. Sch J App Med Sci 2014;2: 3231-7.
2. Petersson EE, Andersson L, Sorensen S. Lesões orais traumáticas v/s não orais. Swed Dent J 1997;21:1-8.
3. Dalia A, Mohamed, Dalia M, Fayyad. O efeito de diferentes materiais bioactivos sobre o potencial de diferenciação odontogénica das células estaminais de polpa dentária utilizando dois meios de cultura diferentes. Tanta Dent J 2017;14:120-8.
4. Raftar M. Apexification -A Review. Dent Traumatol 2005 ;21:1-8.
5. Pace R, Giuliani V, Pini Prato L, Baccetti T, pagavino G. Técnica de plug apical usando agregado mineral trióxido: resultado de séries de casos. Int Endod J 2007;40:478-84.
6. Enkel B, Dupas C, Armengol V, Adou JA, Bosco J, Daculsi G, *et al.* Materiais bioactivos em Endodontia. Especialista Rev. Med. Devices 2008;5: 475-94.
7. Heling I, Bialla-Shenkman S, Turetzky A, Horwitz J, Sela J. The resultado de dentes com periodontite periapical tratados com tratamentos endodônticos não cirúrgicos: um estudo morfométrico computorizado. Quitessence Int 2001;32:397-400.
8. Johnson BR. Consideração na selecção do material de enchimento da extremidade da raiz. Oral Surg Oral Med Oral Pathol Oral Radiol Endod 1999;87:398-404.
9. Bakopoulou A, About I. Biodentine, um material bioactivo proeminente para a preservação da vitalidade da polpa na odontologia restaurativa. Int Dent (Edição Africana) 2011 ;4:34-44.
10. Fransson H. Sobre a reparação da barreira dentinária. Swed Dent J Suppl 2012;226:9-84.
11. Weiner RS, Weiner LK, Kugel G. Ensinar o uso de bases e forros: um inquérito às escolas dentárias americanas. J Am Dent Assoc 1996;127:1640-5.
12. Da Sliva LA, de Freitas AC, de Carvalho FK, de Queiroz AM, Nelson- Filho P, Porto-Neto ST. Limpeza directa da polpa com um sistema autocolante de gravação: avaliação histopatológica nos dentes do cão. Oral Surg Oral Pathol Oral Radiol Endod 2009;108:34-40.
13. De Souza Costa CA, Teixeira HM, Lopes do Nascimento AB, Hebling J. Biocompatibilidade de materiais dentários à base de resina aplicados como

liners em cavidades profundas preparadas em dentes humanos. J Biomed Mater Res Appl Biomater 2007;81:175-84.

14. Petersson EE, Andersson L, Sorensen S. Lesões orais traumáticas v/s não orais. Swed Dent J 1997;21:1-8.

15. Hengameh A, Reyhaneh DA, Nima MM, Hamed H. Efeito de dois materiais bioactivos na sobrevivência e diferenciação osteoblástica da célula estaminal mesenquimal humana. J Conserv Dent 2014;17:349-53.

16. Raghavendra SS, Jadhav GR, Gathani KM, Kotadia P. BIOCERÂMICAS EM ENDODONTIA - UMA REVISÃO. J Istambul Univ Fac Dent 2017;51:S128-S137.

17. Alghamdi MA et al. "Bioceramic in Endodontics - A Critical Assessment of Old and New Technologies". Microbiologia CE 10.4 (2017): 169-176.

18. Mozafari M. Bioceramics in the Realm of History. Bioceramica Dev Aplicar 4 2014: e106. doi:10.4172/2090-5025.1000e106.

19. Mitchell OF, Shankwalker GB. Potencial osteogénico do hidróxido de cálcio e outros materiais em tecidos moles e feridas ósseas. J Dent Reas 1958;37;1163-1257.

20. Dylewski JJ. Fechamento apical dos dentes não vitais. Oral Surg Oral Med Oral Pathol 1971;32:82-9.

21. Hench LL. Ligação química directa de materiais vitrocerâmicos bioactivos aos ossos e músculos. J Biomed Mater res Symposium 1973;4:25-42.

22. Hench LL, Paschall HA. Respostas histoquímicas numa interface de Biomateriais. J Biomaterials Mater Res Symposium1974;5:49-64.

23. Baume LJ, Holz J. Avaliação clínica a longo prazo do nivelamento directo da polpa. Intenção Dent J 1981;4:251-60.

24. CD Torneck, Moe H, Howley TP. O efeito do hidróxido de cálcio no fibroblasto de polpa porcina in vitro. J Endod 1983;9:131-36.

2 5. Stanely HR. Limpeza de polpa: conservar a polpa dentária-pode ser feito? Vale a pena? Oral Surg Oral Med Oral Pathol 1989;5:628-39.

26. Foreman PC, Barnes IE. Revisão do hidróxido de cálcio. Int Endod J 1990;23:283-97.

27. Hench LL. Biocerâmica: Do conceito à clínica. H Am Ceram Soc 1991;74:1487-510.

28. LeGeros ZR. Biodegradação e bioreabsorção de cerâmica de fosfato de cálcio. Clin Mater 1993;14:65-88.

29. Cao W, Hench LL. Materiais bioactivos. Int Ceram 1996;22:493-507.

30. Wang M. Desenvolvimento de materiais compostos bioactivos para substituição de tecidos. Biomater 2003;24:2133-51.

31. Kokudo T, Kim HM, Kawashita M. Novos materiais bioactivos com

diferentes propriedades mecânicas. Biomater 2003;24:2161-75.

32. Hench LL. A história da bioglass. J Matter Sci Mater Med 2006;17:967-78.

33. Holand W, Rheinberger V, Apel E, Hoen CV, Holand M, Dommann A. Aplicação clínica de vitrocerâmica em odontologia. J Mater Sci Mater Med 2006;17:1037-42.

34. Salonen JI, Arjasmaa M, Tuominen U, Behbehani MJ, Zaatar EI. Vidro bioactivo em odontologia. J Minim Intervent Dent 2009;2:208-18.

35. Gandofil MG, Taddei P, Tinti A, Prati C. Capacidade de formar apatita (bioactividade) do ProRoot MTA. Int Endod J 2010;43;917-29.

36. Parirokh M, Torabinejad M. Mineral Trioxide Aggregate:Uma revisão abrangente - Parte I: Propriedades químicas, físicas, antibacterianas. J Endod 2010;36:16-27.

37. Wang Z, JiangT, Sauro S, Pashley DH, Toledano M, Osorio R, et al. A actividade de remineralização dentinária de uma pasta dentífrica dessensibilizante com glasscontenção bioactiva: um estudo in vitro. Aust Dent J 2011;56:372-81.

38. Laurent P, Camps J, About I. Biodentine induz a libertação de TGF-B1 a partir de células de polpa humana e mineralização precoce da polpa dentária. Int Endod J 2012;45:439-48.

39. Farooq I, Imran Z, Farooq U, Leghari A, Ali H. Vidro Bioactivo: Um Material para o Futuro. Mundo J Dent 2012:199-01.

4 0. Shokouhinjad N, Nekoofar MH, Razmi H, Sajadi S, Davies TE, Saghiri MA et al. Bioactividade do material de reparação de raízes EndoSequence e Bioaggregate. Int Endod J 2012;45:1127-34.

4 1. Koch DK, Brave D, Nasseh AA. Uma revisão da tecnologia biocerâmica na Endodontia. Biocer techn 2013;1:6-13.

4 2. Sharma M, Murray PE, Sharma D, Parmar K, Gupta S, Goyal P. Abordagem moderna à utilização de materiais e moléculas bioactivas em tratamentos médicos e dentários. Int J Curr Microbiol App Sci 2013;2:429-39.

43. Han L, Okiji T. Avaliação da bioactividade de três materiais endodônticos à base de silicato de cálcio. Int Endod J 2013;46:808-14.

44. Malkondu O, Kazandag MK, Kazazoglu E. Uma revisão sobre Biodentine, um material de substituição e reparação de dentina contemorária. BioMed Res Int 2014;10:1-10.

45. Jefferies S. Materiais bioactivos e biomiméticos restauradores: Uma Revisão Abrangente. Parte II. J Est Rest Dent 2013;26:14-26.

46. Priyalakshmi S, Ranjan M. Review on biodentine - Um substituto da dentina bioactiva. IOSR J Dent Med Sci 2014;13:13-17.

47. Watson TF, Atmeh AR, Sajini S, Cook RJ, Festy F. Presente e futuro dos cimentos de ionómero de vidro e silicato de cálcio como materiais bioactivos na odontologia: Análises interfaciais baseadas em biofotónica na saúde e doença. Dent Mater 2014;30:50-61.

48. Bali P, Shivekshith K, Allmaprabhu CR, Vivek HP. Cimento de mistura enriquecida com cálcio: Uma revisão. Int J Contemp Dent Med Rev 2014;4:1-3.

49. Zhu L, Yang J, Zhang J, Peng B. Um estudo comparativo de BioAggregate e ProRoot MTA sobre adesão, migração e fixação de células de polpa dentária humana. J Endod 2014;40:1118-23.

50. Dong Q, Chow LC, Wang T, Frukhtbeyn SA, Wang F, Yang M, *et al.* Um novo composto bioactivo à base de polilactida com alta resistência mecânica. Colóides Surf A Physicochem Eng Asp 2014;457:256-62.

51. Prati C, Gondofil GM. Cimentos bioactivos de silicato de cálcio: Perspectiva biológica e aplicação clínica. Dent Mater 2015;31:351-70.

52. Gandolfil MG, Siboni F, Botero T, Bossu M, Riccitiello F, Prati C. Silicato de cálcio e materiais de hidróxido de cálcio para o nivelamento da polpa: porosidade de biointeractividade, solubilidade e bioactividade da formulação actual. J Appl Biomater Funct Mater 2015;12:43-60.

53. Abbasi Z, Bahrololoum M, Bagheri R, Shariat M. Caracterização do comportamento bioactivo e mecânico de misturas de vidro bioactivo derivado de cerâmica/sol-gel dentário. J Mech Behav Biomed Mater 2016;54:115-22.

54. Barba A, Pezelj-Ribaric S, Roguljic M, Miletic I. cytotoxicity de dois seladores bioactivos de canais radiculares. Acta Stomatol Croat 2016;50:8-13.

55. Jitaru S, Hodisan I, Timis L, Lucian A, Bud M. O uso da biocerâmica na endodontia - revisão da literatura. Clujul Med 2016;89:470-73.

56. Kim J, Song YS, Min Ks, Lee BN, Chang HS, Hwang IN. Avaliação da formação de dentina reparadora de ProRoot MTA, Biodentina e BioAggragate usando micro-CT e imuno-histoquímica. Restor Dent Endod 2016 ;41:29-36.

57. Khalid MD, Khusrshid MS, Farooq I, Khan RS, Najmi A. Óculos bioactivos e a sua aplicação em Odontologia. J Pak Dent Assoc 2017;26:32- 8.

58. Profeta AC, Prucher GM. Bioactive-glass em Endodonticoterapia e microcirurgia associada. O aberto Dent J 2017;11:164-70.

5 9. Islam MT, Felfel R, Abou Neel EA, Grant DM, Hossain KM. Vidros e cerâmicas bioactivos à base de fosfato de cálcio e suas aplicações biomédicas:Uma revisão. J Tissue Engi 2017;8:1-16.

60. Ali A, Saraf P, Patil J, Gokani B. Materiais boimimiméticos em Odontologia. J mater sci 2017;5:1-8.

61. Hegde M, Attavar S, Sreenath N. Materiais bioactivos-A Revisão. Int J Adv Sci Tech res 2017;6:1-7.

62. Raghavendra SS, Jadhav GR, Gathani KM, Kotadia P. Biocerâmica em endodontia - uma revisão. J Istanb Univ Fac Dent 2017;51: 128-37.

63. Huang Y, Orhan K, Orhan AI, Celikten B, Tuffnkci P, Sevimay S. Avaliação da capacidade de selagem de diferentes seladores de canais radiculares: um estudo combinado de SEM e micro-CT. J Appl Oral Sci 2018;26:1-8.

64. Solanki NP, Venkappa KK, Shah NC. Biocompatibilidade e capacidade de selagem do agregado mineral trióxido e Biodentine como material de enchimento da extremidade da raiz: Uma revisão sistémica. J Conserv Dent 2018;21:10-5.

65. Baskaran S, Ahmed S, Narayana SS, Bhavani S, Rajaram G. Um estudo randomizado controlado da utilização de trióxido mineral agregado angelus (branco) e biodentina como materiais de cobertura de polpa. J Endod 2018;30:69-75.

66. Dawson E, Mapili G, Erickson K, Taqvi S, Roy K. Biomateriais para diferenciação de células estaminais. Adv Drug Deliv Rev 2008;60:215-28.

67. Mitsiadis TA, Woloszyk A, Jimenez-Rojo L. Nanodentistry: combinação de materiais nanoestruturados e células estaminais para regeneração do tecido dentário. Nanomed 2012;7:1743-53.

68. Nandi SK, Roy S, Mukherjee P, Kundu B, De DK, Basu D. Aplicações ortopédicas de enxerto ósseo e substitutos de enxerto: Uma revisão. Indian J Med Res 2010;132:15-30.

69. Ferreira L, Langer R. New Opportunities: A utilização de nanotecnologias para manipular e rastrear células estaminais. J Nanomed 2008;3:136-146.

70. Torabinejad M, Chivian N. Aplicação clínica do agregado mineral trióxido. J Endod 1999;25:197-05.

71. Goldberg M, Lacerda-Pinheiro S, Jegat N, Six N, Septier D, Priam F, et al. O impacto das moléculas bioactivas para estimular a reparação e regeneração dentária como parte da odontologia restaurativa. Dent Clin North Am 2006;50:277-98.

72. Chim H, Gosain AK. Biomateriais em cirurgia craniofacial: estudos experimentais e aplicação clínica. J Craniof Surg 2009;20:29-33.

73. Roessler S, Zimmermann R, Scharnweber D, Werner C, Worch H. Caracterização de camadas de óxido em Ti6Al4V e titânio por potencial de fluxo e medição de corrente de fluxo. Colóides Surf B Biointerfaces

2002;26:387-95.

74. Tirapelli C, Panzeri H, Soares RG, peitl O, Zanotto ED. Uma nova vitrocerâmica bioactiva para tratar a hipersensibilidade da dentina. Braz Oral Res 2010;24:381-87.

75. Doyon GE, Dumsha T, von Fraunhofer JA. Resistência à fractura da dentina de raiz humana exposta ao hidróxido de cálcio intracanal. J Endod 2005;31;895-7.

76. He G, Dahl T, Veis A, George A. Nucleação de cristais de apatite in vitro por proteína de matriz dentina auto-montada. Nat Mater 2003;2:552-8.

7 7. Shetty N, Kundabala M. Review article Biominerals in restorative dentistry. J Interdisci Dent 2013;3:64-70.

7 8. Siqueira JF, Lopes HP. Mecanismo da actividade antimicrobiana do hidróxido de cálcio: uma revisão crítica. Int J Endod 1999;32:361-69.

79. Kontakiotis EG, Tsatsoulis IN, Papanakou SI, Tzanetakis GN. Efeito de 2% de Clorexidina Ge misturada com Hidróxido de Cálcio como Medicação Intracanal na Vedação da Capacidade de Enchimento Permanente do Canal Radicular: Um acompanhamento de 6 meses. J Endod 2008;34:866-70.

80. Graham L, Cooper PR, Cassidy N, Nor JE, Sloan AJ, Smith AJ. O efeito do hidróxido de cálcio na solubilização dos componentes da matriz de dentina bioactiva. Biomateriais 2006;27:2865-73.

81. Mohammadi Z, Dummer PMH. Propriedades e aplicações do hidróxido de cálcio em endodontia e traumatologia dentária. Int Endod J 2011;44:697-30.

8 2. Siqueira JF. Etologia do fracasso do tratamento de canais radiculares: porque é que os dentes bem tratados podem falhar. Int Endod J 2001;34:1-10 76

8 3. Schroder U. Efeitos dos agentes de limitação da polpa contendo hidróxido de cálcio na migração, proliferação e diferenciação das células de polpa. J Dent Res. 1985;64:541-8.

84. Rashid F, Shiba H, Mizuno N. O efeito do ião de cálcio extracelular na expressão genética das proteínas relacionadas com os ossos em células de polpa humana. J Endod. 2003;29:104-07.

85. Clapham DE. Sinalização de cálcio. Célula. 1995; 80: 259-68.

86. Estrela C, Sydney GB, Bammann LL, Felippe Junior O. Mecanismo de acção dos iões de cálcio e hidroxil de hidróxido de cálcio sobre tecidos e bactérias. Braz Dent J 1995;6: 85-90.

87. Estrela C, Holland R. Calcium hydroxide: estudo baseado em evidências científicas. J Appl Oral Sci 2003;11:269-82.

88. Gandolfi MG, Taddei P, Modena E, Modena E, Siboni F, Prati C.

Relacionado com a bio-interactividade versus a capacidade de formação de precursores relacionados com a quimioterapia/physisorption dos actuais materiais de enchimento da extremidade da raiz. J Biomed Mater Res B Appl Biomater. 2013;101:1107-23.

89. Trope M. Reabsorção radicular devido a traumatismo dentário. Tópicos de Endod 2002;1:79-100.

90. Zander HA .Reacção da polpa ao hidróxido de cálcio. J Dent Res 1939; 18:377-9.

91. Farhad A, Mohammadi Z. Hidróxido de cálcio: uma revisão. Intenção Dent J 2005;55:293-301.

92. Warfvinge J, Rozell B, Hedstrom KG. Efeito da dentina tratada com hidróxido de cálcio nas respostas pulpares. Int Endod J 1987:20; 183-93.

93. Franz FE, Holz J, Baume LJ. Ultrastrutura (SEM) de ponte dentinária na polpa dentária humana. J de Bio Buccale 1984;12:239-46.

9 4. Seltzer S, Bender IB. A polpa dentária. Filadélfia, PA: JB Lippincott 1975; 2ª edn:260.

95. Pitt Ford TR. Apexificação e apexogénese. Em Walton RE, Torabinejad M, eds. Principles and practice of endodontics, Philadelphia, PA: WB Saunders 2002;2nd edn:374-84.

96. Cvek M. Tratamento de incisivos permanentes não vitais com hidróxido de cálcio. IV. Cura periodontal e fechamento do canal radicular no fragmento coronal dos dentes com fractura intra-alveolar e fragmento apical vital. Um seguimento. Odontologisk Revy 1974; 25:239-46.

97. Grossman LI. Prática endodôntica,Philadelphia, PA: Lea & Febiger, 1988;11th edn:102-15.

9 8. Orstavik D. Materiais utilizados para obturação de canais radiculares: testes técnicos, biológicos e clínicos. Tópicos de Endod 2005;12:25-38.

99. Cobankara FK, Orucoglu H, Sengun A, Belli S. A avaliação quantitativa da selagem apical de quatro seladores endodônticos. J Endod 2006;32:66-8.

100. Brisen.o BM, Willershausen B. Citotoxicidade do selador do canal radicular com fibroblastos gengivais humanos. III. Seladores à base de hidróxido de cálcio. J Endod 1992;18: 110-3.

101. Duarte MA, Demarchi AC, Giaxa MH, Kuga MC, Fraga SC, de Souza LC. Avaliação do pH e libertação de iões de cálcio de três seladores de canais radiculares. J Endod 2000;26:389-90.

102. Frank AL. Terapia para o dente sem pulga divergente por formação apical contínua. J Am Dent Asso 1966;72:87-93.

103. Weine FS. Endodontic therapy,Mosby 2004; 6th edn;226-8.

104. Cvek M, Mejare I, Andreasen JO. Tratamento endodôntico conservador de

dentes fracturados no meio ou na parte apical da raiz. Dent Traumatol 2008;20:261-9.

105. Camilleri J. Caracterização dos produtos de hidratação do agregado mineral trióxido. Int Endod J 2008;41:408-17.

106. Schwartz RS, Mauger M, Clement DJ, Walker WA 3rd. Agregado mineral trióxido: Um novo material para endodontia. J Am Dent Assoc 1999;130:967-75.

107. Sarkar NK, Caidedo R, Tirwik P, Moiseyeva R, Kawashima I. Base físico-química das propriedades biológicas do agregado mineral trióxido. J Endod 2005;31:97-100.

108. Macwan C, Deshpande A. Agregado mineral trióxido (MTA) em odontologia: Uma revisão de literatura. J Oral Res Rev 2014;6:71-6.

109. Torabinejad M, Hong CU, McDonald F, Pitt Ford TR. Propriedades físicas e químicas de um novo material de enchimento de ponta de raiz. J Endod 1995;21:349-53.

110. Niu L, Jiao K, Wang T, Zhang W, Camilleri J, Bergeron BE, *et al.* Uma revisão da bioactividade dos cimentos de silicato de cálcio hidráulico. Dent J 2014;42:517-33.

111. Nair PN, Duncan HF, Pitt Ford TR, Luder HU. Investigações histológicas, ultra-estruturais e quantitativas sobre a resposta das polpas humanas saudáveis ao nivelamento experimental com agregado mineral trióxido: um ensaio controlado aleatório. Int Endod J 2008;41:128-50.

112. Bryan TE, Khechen K, Brackett MG, Messer RLW, El-Awady A, Primus CM, *et al.* Potencial osteogénico in vitro de um selador de canal radicular experimental à base de silicato. J Endod 2010;36:1163-9.

113. Gronthos S, Brahim J, Li W, Fisher LW, Cherman N, Boyed A, *et al.* Propriedades das células estaminais das células estaminais da polpa dentária humana. J Dent Res 2002;81:531-5.

114. Varma B, Kumaran P, Xavier A, George V, Janardhanan S. Avaliação clínica e radiográfica do tratamento indirecto da polpa com MTA branca e hidróxido de cálcio em dentes primários (estudo in-vivo). J Pedo Prev Dent 2015;33:104-8.

115. Gandolfi MG, Farascioni S, Pashley DH, Gasparotto G, Prati C. Revestimento de silicato de cálcio derivado do cimento Portland como tratamento para a dentina hipersensível. J Dent 2008;36:565-78.

116. Pratiwi AR, Meidyawati R, Djauharie N. O efeito da aplicação de MTA na remineralização da dentina afectada após a escavação de cárie parcial (in vivo). J Phys 2017:5; Conf. Ser. 884.

117. Purra AR, Ahangar FA, Chadgal S, Farooq R. Apexificação do agregado de

trióxido mineral: Uma abordagem inovadora. J Conserv Dent 2016;19:377-80.

118. Agamy HA, Bakry NS, Mounir MMF, Avery DR. Comparação do agregado mineral trióxido e formocresol como agentes de cobertura de polpa em dentes primários pulpotomizados. Pediatr Dent 2004;26:302-9.

119. Unal GC, Maden M, Isidan T. Reparação da perfuração iatrogénica furtiva com agregado mineral trióxido: Dois anos de seguimento de dois casos. Eur J Dent 2010;4:475-81.

120. Solanki NO, Venkappa KK, Shah NC. Biocompatibilidade e capacidade de selagem do agregado mineral trióxido e biodentina como material de enchimento da extremidade da raiz: Uma revisão sistémica. J Conserv Dent 2018;21:10-15.

121. Zhang W, Li Z, Peng B. Efeito do iRoot SP na expressão dos genes relacionados com a mineralização nas células MG63. J Endod 2010;36:1978-82.

122. Hakki SS, Bozkurt BS, Gandolfi MG, Prati C, Belli S. A resposta dos cementoblastos aos seladores comerciais à base de resina de fosfato de cálcio e de silicato de cálcio. Int Endod J 2013;46:242-52.

123. Bogen G, Chandler N. Conservação da polpa em dentes permanentes imaturos. Tópicos de Endod. 2012;23:131-52.

124. Sobre a I. Biodentina: Das propriedades bioquímicas e bioactivas às aplicações clínicas. Giornale Italiano di Endodonzia 2016;9:3-7.

125. Kaur M, Singh H, Dhillon JS, Batra M, Saini M. MTA versus Biodentine: Revisão da Literatura com uma Análise Comarativa. J Clin Diag Rea 2017;1:1-5

126. Laurent P, Camps J, De Meo M,Dejou J, aabout I. Indução de respostas celulares específicas a um material restaurador posterior baseado em Ca(3)SiO(5)-. Dent Mater 2008;24:1486-94.

127. Grech L, Mallia B, Camilleri J. Investigação das propriedades físicas dos materiais de enchimento de extremidade de raiz de silicato tricálcico à base de cimento. Dent Mater 2013;29:20-28.

128. Camilleri J, Sorrentino F, Damidot D. Investigação da hidratação e bioactividade do cimento tricalciumsilicato radiopacificado, Biodentine e MTA Angelus. Dent Mater 2013;29:580-93.

129. Butt N, Talwar S, Chaudhry S, Nawal RR, Yadav S, Bali A. Comparação das propriedades físicas e mecânicas do agregado de trióxido mineral e Biodentine. Ind J Dent Res 2014;25:.1-5.

130. Padiken HS, Swathi . Biodentina: Uma revisão. Int J Sci App Rea 2017;4:08-14.

131. Zhou HM, Shen Y, Wang ZJ. Avaliação in vitro da citotoxicidade de um novo material de reparação de raízes. J Endod 2013;39:478-83.

132. Han L. e Okiji T. Absorção de cálcio e silício libertados de materiais endodônticos à base de silicato de cálcio para a dentina do canal radicular. Int Endod J 2011; 44:1081-7.

133. Luo, D. Li, M. R. Kohli, Q. Yu, S. Kim, e W. X. He. Efeito da Biodentina na proliferação, migração e adesão de células estaminais de polpa dentária humana. J Dent 2014;42:490-7.

134. Goldberg M, Pradelle-Plasse N, Tran XV, Colon P, Laurent P, Aubut V et al. Tendências emergentes na (bio) investigação de materiais. In: Goldberg M, editor. Biocompatibilidade ou Efeitos citotóxicos dos Compósitos Dentários. Oxford, UK: Coxmoor Publishing; 2009;9:181-203.

135. Camilleri J. Investigação da Biodentina como material de substituição da dentina. J Dent 2013;41: 600-10.

136. Nayak G, Hasan M. Biodentine - um novo substituto dentinal para a apexificação de visita única. Restor Dent Endod 2014;39:120-5.

137. Arora V, Nikhil V, Sharma N, Arora P. Substituição da dentina bioactiva. J Dent Med Sci 2013;12:51-7.

138. Allazzam SM, Alamoudi NM, Meligy AE. Aplicações clínicas da Biodentina em Odontologia Pediátrica: Uma literatura de revisão. Hyg Heaith oral 2015; 3:1-6.

139. Shayegan A, Jurysta C, Atash R, Petein M, Abbeele AV. Biodentina utilizada como agente de revestimento de polpa em dentes primários de porco. Pediatr Dent 2012;34:202-8.

140. Tran X, Gorin C, Willig C, Baroukh B, Pellat B. Efeito de um cimento restaurador à base de calciumsilicato na reparação da polpa. J Dent Res 2012;91:1166-71.

141. Borkar SA, Ataide I. Pulpotomia biodentina vários dias após a exposição da polpa: relatório de quatro casos. J Conserv Dent 2015;18:73-8.

142. Khetarpal A, Chaudhary S, Talwar S, Verma M. Gestão endodôntica do ápice aberto usando Biodentine como uma nova matriz apical. Ind J Dent Res 2014;25:513-6.

143. Aggarwal V, Singla M, Miglani S, Kohli S.Avaliação comparativa da força de ligação push-out de ProRoot MTA, Biodentine, e MTA Plus na reparação da perfuração. J Conserv Dent 2013;16:462-65.

144. Nair U, Ghattas S, Saber M, Natera M, Walker C, Pileggi R. Uma avaliação comparativa da capacidade de selagem de 2 materiais de enchimento de extremidade de raiz: um estudo de fugas in vitro utilizando Enterococcus faecalis. Oral Sur Oral Med Oral Pathol Oral Radiol Endod 2011;112,74-7.

145. EndoSequence BC RRM. Brasseler USA Instrumentação Dentária. Disponível em: http:// brasselerusadental.com/products/bc-rrm/. Acedido a 16 de Agosto de 2015.

146. Muller I, Muller FA. Preparação de SBF com diferentes conteúdos de HCO3- e a sua influência na composição de apatites biomiméticos. Biómetro Acta 2006;2:181-9.

147. Hirschberg CS, Patel NS, Patel LM, Kadouri DE, Hartwell GR. Comparação da capacidade de selagem do material de reparação de raízes biocerâmicas MTA e Endosequence: Um estudo de fugas bacterianas. Quintessence Int 2013;5:157-62.

148. Lovato KF, Sedgley CM. Actividade antibacteriana de material de reparação radicular de endosequência e mta proroot contra isolados clínicos de enterococcus faecalis. J Endod 2011;37:1542-46.

149. Martinez-Cortes M T-MC, Rosales C, Uribe- Querol E. Avaliação da citotoxicidade de 3 cimentos selantes endodônticos utilizados em cirurgia periapical. Revista Odontol Mexicana 2017;1:40-8.

150. Damas BA, Wheater AM, Bringas JS, Hoen MM. Comparação da citotoxicidade do agregado de trióxido Minral e materiais de reparação de raízes biocerâmicas EndoSequence. J Endod 2011;37:372-5.

151. Camilleri J, Sorrentino F, Damidot D. Caracterização do bioagregado não hidratado e hidratado e mta angelus. Clin Oral Investig 2015;3:689-98.

152. Tuloglu N, Bayrak S. Avaliação comparativa do agregado mineral trióxido e bioagregado como material de barreira apical em dentes não vitais e imaturos traumatizados: Um estudo-piloto clínico. Prato Clínico Niger J de 2016;1:52-7.

153. Zhang S, Yang X, Fan M. Bioaggregate e iroot bp mais optimizam a capacidade de proliferação e mineralização das células da polpa dentária humana. Int Endod J 2013;10:923-9.

154. Utneja S, Nawal RR, Talwar S, Verma M. Perspectivas actuais da tecnologia biocerâmica em endodontia: cimento de mistura enriquecida com cálcio - revisão da sua composição, propriedades e aplicações. Restor Dent Endod 2014;39:1-13.

155. Asgary S, Shahabi S, Jafarzadeh T, Amini S, Kheirieh S. As propriedades de um novo material endodôntico. J Endod 2008;34:990-3.

156. Asgary S, Eghbal MJ, Parirokh M, Ghoddusi J, Kheirieh S, Brink F. Comparação da composição do agregado de trióxido mineral com cimentos Portland e um novo cimento endodôntico. J Endod 2009;35:243-50.

157. Kabbinale P, Chethena KC, Kuttappa MA. Papel da mistura enriquecida com cálcio na endodontia. Arch Med Health Sci 2015;3:80-4.

158. Asgary S, Eghbal MJ, Ehsani S. Regeneração periradicular após cirurgia endodôntica com cimento de mistura enriquecido com cálcio em cães. J Endod 2010;36:837-41.

159. Nosrat A, Asgary S. Apexogénese de um molar sintomático com mistura enriquecida de cálcio. Int Endod J 2010;43:940-44.

160. Asgary S, Nosrat A, Seifi A. Gestão da reabsorção inflamatória da raiz externa utilizando cimento de mistura enriquecida com cálcio: Um relatório de caso. J Endod 2011;37:411-3.

161. Kaur A, Shah N, Logani A, Mishra N. Biotoxicidade dos seladores de canais radiculares comummente utilizados: uma meta-análise. J Conserv Dent 2015;2:83-8.

162. Melhor SM, Porter AE, Thian ES, Huang J. Bioceramics: passado, presente e para o futuro. J Eur Cer Soc 2008;7:1319-27.

163. Ginebra MP, Fern'andez, E,De Maeyer AP. Reacção de fixação e endurecimento de um cimento de fosfato de cálcio apatitico. J Dent Res 1997; 4:905-12.

164. Zhang HY, Shen, ND, Ruse, Haapasalo M. Actividade antibacteriana de seladores endodônticos por teste de contacto directo modificado contra Enterococcus faecalis. J Endod 2009;7:1051-55.

165. Grossman L. Obturation of root canal in Endodontic Practice, Philadelphia, Pa, USA,1987;[10] edn; 297.

166. Bae WJ, Chang SW, Lee SI, Kum KY, Bae KS, Kim ES. Resposta das células do ligamento periodontal humano a um selador de canal radicular à base de fosfato de cálcio recentemente desenvolvido. J Endod 2010;10:1658-63.

167. Yang Q e Lu D. Composição de pasta de cimento biológico hidráulico pré-misturada e utilizando a mesma. Patentes Google, 2013.

168. Paqu'e F, Luder HU, Sener B, e Zehnder M. A esclerose tubular em vez da camada de esfregaço impede a penetração do corante na dentina dos canais radiculares endodonticamente instrumentados. Int Endod J 2006;1:18-25.

169. Organização Internacional para a Normalização. Materiais de selagem de canais radiculares dentários ISO 6876. Organização Internacional para a Normalização, Genebra, Suíça, 2001.

170. Wilcox LR. Retratamento endodôntico: ultra-sons e clorofórmio como passo final na reinstrumentação. J Endod 1989;3:125-28.

171. Viapiana R, Flumignan DL, Guerreiro-Tanomaru JM, Camilleri J, Tanomaru-Filho, M. Propriedades físico-químicas e mecânicas do óxido de zircónio e do óxido de nióbio modificados seladores endodônticos experimentais à base de cimento Portland. Int Endod J 2014;5:437-48.

172. Fridland M e Rosado R. Agregado mineral trióxido (MTA) solubilidade e porosidade com diferentes rácios água/pó. J Endod 2003;12:814-17.

173. Candeiro GT, Correia FC, Duarte MA, Ribeiro-Siqueira DC, Gavini G. Avaliação da radiopacidade, pH, libertação de iões de cálcio, e fluxo de um selador de canal radicular biocerâmico. J Endod 2012;38:842-45.

174. Desai S e Chandler N. Seladores de canais radiculares à base de hidróxido de cálcio: uma revisão. J Endod 2009;4:475-80.

175. Huffman B, Mai S, Pinna L. Resistência ao deslocamento de ProRoot Endo Sealer, um selador de canais radiculares à base de silicato de cálcio, a partir de dentina radicular. Int Endod J 2009;1:34-46.

176. Krishnan V, Lakshmi T. Bioglass: Uma inovação biocompatível inovadora. J adv Pharm Tech e reassegurar 2013;2:78-83.

177. Hench LL, West JK. Aplicações biológicas do vidro bioactivo. Life Chem Reports 1996;13:187-41.

178. Hench LL, Polak JM. Materiais biomédicos de terceira geração. Sci biomater 2002;295:1014-17.

179. Hench LL. Biocerâmica. J Am Ceram Soc 1998, 81:1705-1728.

180. Hench LL, Xynos ID, Polak JM. Óculos bioactivos para regeneração de tecido in situ. J Biomater Sci Polym Ed 2004,15:543-62.

181. Wu C, Miron R, Sculean A, Kaskel S, Doert T, Schulze R, Zhang Y. Proliferação, diferenciação e expressão genética de osteoblastos em boro - contendo dexametasona libertada de andaimes de vidro bioactivos mesoporosos. Biomater 2011;32:7068-78.

182. Farooq I, Moheet IA, Al Shwaimi E. Oclusão in vitro de túbulos dentinários e competência de remineralização de várias pastas de dentes. Arco Oral Biol 2015; 60:1246-53.

183. Farooq I, Tylkowski M, Muller S, Janicki T, Brauer DS, Hill RG. Influência do teor de sódio nas propriedades dos vidros bioactivos para utilização na abrasão do ar. Biomed Mater 2013; 8:65-68.

184. Vollenweider M, Brunner TJ, Knecht S, et al. Remineralização da dentina humana usando partículas ultrafinas de vidro bioactivo. Acta Biomater 2007;3:936-43.

185. Profeta AC. Agentes de ligação dentária contendo silicato de cálcio para apoiar os cuidados dentários pró-activos: origens, desenvolvimento e futuro. Dent Mater J 2014;4:443-52.

186. Reaghuvendra SS,Jadhav GR, Gathani KM, Kotadia P. Biocerâmica em endodontia - uma revisão. J Istanb Univ Fac Dent 2017;3:128-37.

187. Saxena P, Gupta SK, Newaskar V. Biocompatibilidade de materiais de

enchimento de extremidade de raiz: Actualização recente. Restor Dent Endod 2013;3:119-27.

188. *Tay KCY, Loushine BA, Oxford C, Kapur R, Primus CM, Gutmann JL, Loushine RJ, Pashley DH, Tay FR.* Avaliação In Vitro de um Material de Enchimento de Fim de Raiz à base de Cerâmicarete. J Endod 2007;33:1438 -1443.

189. Priyanka SR , Dra.Veronica. Revisão da Literatura de Materiais de Enchimento de Raízes. *Journal of Dental and Medical Sciences 2013;9 (4): 20-25.*

190. Porter ML, Berto A, Primus CM, Watanabe I. Propriedades Físicas e Químicas dos Materiais Endodônticos de Nova Geração. J Endod 2010; 36:524-528

191. Guerrero F, Berastegui E. Análise da porosidade dos cimentos MTA e Biodentine para utilização em endodontia, utilizando tomografia micro-computada. J Clin Exp Dent. 2018;10(3):e237-40.

192. Leal F, De-Deus G, Brandao C, Luna AS, Fidel SR, Souza EM. Comparação do selo de extremidade de raiz fornecido pelos cimentos de reparação biocerâmica e MTA branco. Int Endod J 2011;7:662-68.

193. Smith AJ, Duncan HF, Diogenes A, Simon S, Cooper PR. Explorando as propriedades bioactivas do complexo dentina-polpa em Endodontia regenerativa. J Endod 2016;1:47-56.

194. Kahler B, Chugal N, Lin LM. Materiais alcalinos e endodontes regenerativos: Uma revisão. Dent Mater 2017;10:1-9.

195. Simon S, Smith AJ. Endodontia regenerativa. Br Dent J 2014;216:13-7.

196. Simon SR, Berdal A, Cooper PR, Lumley PJ, Tomson PL, Smith AJ. Regeneração do complexo polpa-dentina:do laboratório para a clínica. Advento Dent Res 2011;3:340-45.

197. Simon S, Smith AJ, Lumley PJ, Berdal A, Smith G, Finney S, *et al.* Caracterização molecular de odontoblastos jovens e maduros. Bone 2009;45:693-03.

198. Simon S, Cooper P, Smith A, Picard B, Ifi CN, Berdal A. Avaliação de um novo modelo de laboratório para a cura da polpa: estudo preliminar. Int Endod J 2008;41:781-90.

199. Galler KM, D'Souza RN, Federlin M, Cavender AC, Hartgerink, JD, Hecker S, *et al.* O condicionamento dentinário determina o destino celular na endodontia regenerativa. J. Endod. 2011;37:1536-41.

200. Galler KM, Buchalla W, Hiller KA, Federlin, M, Eidt A, Schie- fersteiner M, *et al.* Influência dos desinfectantes dos canais radiculares na libertação

do factor de crescimento da dentina. J. Endod 2015;41:363-8.

201. Galler KM, Widbiller M, Buchalla W, Eidt A, Hiller KA, Hoffer PC. O condicionamento EDTA da dentina promove a adesão, migração e diferenciação das células estaminais da polpa dentária. Int Endod J 2016;49:581-90.

202. Ozdemir HO, Ozgelik B, Karabucak B, Cehreli ZC. Difusão de iões de cálcio a partir de agregado de trióxido mineral através de defeitos de reabsorção radicular simulados. Dent Traumatol 2008;24:70-3.

203. Kuratate M, Yoshiba K, Shigetani Y, Yoshiba N, Ohshima H, Okiji T. Análise imuno-histoquímica de nestin, osteopontin, e células proliferantes no processo reparador de polpa dentária exposta com trióxido mineral. J. Endod 2008; 34:970-4.

204. Kontakiotis EG, Filippatos CG, Tzanetakis GN, Agrafioti A. Terapia endodôntica regenerativa: Uma análise de dados de protocolos clínicos. J Endod 2015; 41:146-54.

205. Lourengo Neto N, Marques NC, Fernandes AP, Rodini CO, Sakai VT, Abdo RC, *et al.* Imunolocalização da proteína-1 da matriz dentina em dentes primários humanos tratados com diferentes materiais de cobertura de polpa. J Biomed Mater Res Parte B Appl Biomater 2016;104:165-9.

206. Ioannidis K, Mistakidis I, Beltes P, Karagiannis V. Análise espectrofotométrica da descoloração coronal induzida por MTA cinzenta e branca. Int Endod J 2013;46:137-44.

207. Rajasekharan S, Martens LC, Cauwels RG, Verbeeck RM. Características do material biodentino e aplicações clínicas: Uma revisão da literatura. Eur Arch Paediatr Dent 2014; 15:147-58.

208. Dawood AE, Parashos P, Wong RHK, Reynolds EC, Manton DJ. Cimentos à base de silicato de cálcio: Composição, propriedades e aplicações clínicas. J Investig Clin Dent 2017;8:121-95.

209. Orstavik D. Materiais endodônticos. Advento Dent Res 1988;2:12 -24.

210. Orstavik D. Materiais utilizados para obturação de canais radiculares: testes técnicos, biológicos e clínicos. Tópicos de Endod 2005;12:25 -38.

211. Grossman LI. Prática Endodôntica. Filadélfia: Lea & Febiger, 1978.

212. Pitt LSW. Materiais de enchimento endodôntico. In: Smith DC, Williams DF, eds. Biocompatibilidade de Materiais Dentários. Boca Raton: CRC Press, 1982:223-257.

213. Spangberg L, Engstrtr.om B, Langeland K. Efeitos biológicos dos materiais dentários. 3. Toxicidade e efeito antimicrobiano dos anti-sépticos endodônticos in vitro. Oral Surg Oral Med Oral Pathol 1973;36:856-871.

214. Pitt Ford TR. Materiais e técnicas endodônticas. Curr Opinião Dent

1991;1:729-733.

215. Hauman CH, Love RM. Biocompatibilidade dos materiais dentários utilizados na terapia endodôntica contemporânea: uma revisão. Parte 1. Medicamentos e substâncias intra-anal. Int Endod J 2003;36:75 -85.

216. Hauman CH, Love RM. Biocompatibilidade dos materiais dentários utilizados na terapia endodôntica contemporânea: uma revisão. Parte 2. Materiais de enchimento do canal radicular. Int Endod J 2003;36:147-160.

217. Torabinejad M, Watson TF, Pitt Ford TR. Capacidade de selagem de um agregado mineral trióxido quando utilizado como material de enchimento da extremidade da raiz. J Endod 1993;19:591-595.

218. Torabinejad M, Pitt Ford TR. Root Endod Dent Traumatol 1996: 12: 161 - 178.

219. Nakata TT, Bae KS, Baumgartner JC. Reparação de perfuração comparando agregado de trióxido mineral e amálgama usando um modelo de fuga bacteriana anaeróbica. J Endod 1998: 24: 184-186.

220. Sluyk SR, Moon PC, Hartwell GR. Avaliação das propriedades de fixação e características de retenção do agregado de trióxido mineral quando utilizado como material de reparação de perfuração. J Endod 1998: 24: 768-771.

221. Chong BS, Pitt Ford TR, Hudson MB. Um estudo clínico prospectivo de agregado mineral trióxido e IRM quando usado como material de enchimento de extremidade de raiz em cirurgia endodôntica. Int Endod J 2003: 36: 520-526.

222. Gatewood RS. Materiais endodônticos. Dent Clin North Am 2007: 51: 695-712.

223. Roberts HW, Toth JM, Berzins DW, DG Charlton. Utilização de material agregado de trióxido mineral no tratamento endodôntico: uma revisão da literatura. Dent Mater 2008: 24: 149-64.

224. De-Deus G, Canabarro A, Alves G, Linhares A, Senne MI, Granjeiro JM. Citocompatibilidade óptima de um cimento nanoparticulado biocerâmico em células mesenquimais humanas primárias. J Endod 2009: 35: 1387-1390. 17. Wang Z, Shen Y, Haapasalo M. Materiais dentários com propriedades antibiófilas. Dent Mater 2014: 30: e1 -16.

225. Guneser MB, Akbulut MB, Eldeniz AU. Efeito de vários irrigantes endodônticos sobre a resistência de ligação push-out de materiais biodentinos e convencionais de reparação de perfurações radiculares. J Endod 2013: 39: 380-384.

226. Rubinstein RA, Kim S. Acompanhamento a longo prazo dos casos considerados curados um ano após a microcirurgia apical. J Endod 2002: 28: 378-383.

227. von Arx T, Gerber C, Hardt N. Cirurgia periradicular de molares: um estudo clínico prospectivo com um ano de seguimento. Int Endod J 2001: 34: 520-525.

228. Lindeboom JA, Frenken JW, Kroon FH, van den Akker HP. Um estudo clínico prospectivo comparativo randomizado de MTA e IRM como materiais de enchimento de ponta de raiz em dentes de raiz única em cirurgia endodôntica. Oral Surg Oral Med Oral Pathol Oral Radiol Endod 2005: 100: 495-500.

229. Von Arx T, Hanni S, Jensen SS. Resultados clínicos com dois métodos diferentes de preparação da extremidade da raiz e preenchimento em cirurgia apical: agregado mineral trióxido e compósito de resina adesiva. J Endod2010: 36: 1122 -1129.

230. Torabinejad M, Rastegar AF, Kettering JD, Pitt Ford TR. Fuga bacteriana de agregado de trióxido mineral como material de enchimento da extremidade da raiz. J Endod 1995: 21: 109-112.

231. Kettering JD, Torabinejad M. Investigação da mutagenicidade do agregado mineral trióxido e outros materiais de enchimento de extremidades de raiz comummente utilizados. J Endod 1995: 21: 537-542.

232. Koh ET, Torabinejad M, Pitt Ford TR, Brady K, McDonald F. O agregado mineral trióxido estimula uma resposta biológica nos osteoblastos humanos. J Biomed Mater Res 1997: 37: 432-439.

233. Nekoofar MH, Stone DF, Dummer PM. O efeito da contaminação do sangue na resistência à compressão e microestrutura de superfície do agregado mineral trióxido. Int Endod J 2010: 43: 782-791.

234. Nekoofar MH, Davies TE, Stone D, Basturk FB, Dummer PM. Micro-estrutura e análise química do agregado mineral trióxido contaminado com sangue. Int Endod J 2011: 44: 1011-1018.

235. Baek SH, Plenk H Jr, Kim S. Periapical tissue responses and cementum regeneration with amalgam, SuperEBA, and MTA as root-end filling materials. J Endod 2005: 31: 444-449.

236. Song M, Shin SJ, Kim E. Outcomes of endodontic micro-resurgery: a prospective clinical study. J Endod 2011: 37: 316-320.

237. Leal F, De-Deus G, Brand~ao C, Luna AS, Fidel SR, Souza EM. Comparação do selo de extremidade de raiz fornecido pelos cimentos de reparação biocerâmica e MTA Branco. Int Endod J 2011: 44: 662-668.

238. Zhang S, Yang X, Fan M. BioAggregate e iRoot BP Plus optimizam a capacidade de proliferação e mineralização das células da polpa dentária humana. Int Endod J 2013: 46: 923-929.

239. Keskin C, Demiryurek EO, Ozyurek T. Estabilidades de cor de materiais à

base de silicato de cálcio em contacto com diferentes soluções de irrigação. J Endod 2015: 41: 409-411.

240. Mori GG, Teixeira LM, de Oliveira DL, Jacomini LM, da Silva SR. Avaliação da biocompatibilidade da Biodentina em tecido subcutâneo de ratos. J Endod 2014: 40: 1485-1488.

241. Grech L, Mallia B, Camilleri J. Investigação das propriedades físicas dos materiais de enchimento de extremidade de raiz de silicato tricálcico à base de cimento. Dent Mater 2013: 29: e20-e28.

242. Ma J, Shen Y, Stojicic S, Haapasalo M. Biocompatibilidade de dois novos materiais de reparação de raízes. J Endod 2011: 37: 793-798.

243. Zhou HM, Shen Y, Wang ZJ, Li L, Zheng YF, Hakkinen L, Haapasalo M. Avaliação in vitro da citotoxicidade de um novo material de reparação de raízes. J Endod 2013: 39: 478-483.

244. Chen I, Karabucak B, Wang C, Wang HG, Koyama E, Kohli MR, Nah HD, Kim S. Cura após microcirurgia de extremidade de raiz utilizando agregado mineral trióxido e um novo material biocerâmico à base de silicato de cálcio como material de enchimento de extremidade de raiz em cães. J Endod 2015: 41: 389-399.

245. Al-Hezaimi K, Naghshbandi J, Oglesby S, Simon JH, Rotstein I. Penetração da saliva humana nos canais radiculares obturação com dois tipos de cimentos de agregado de trióxido mineral. J Endod 2005: 31: 453-456.

246. De-Deus G, Audi C, Murad C, Fidel S, Fidel R. Expressão semelhante de movimento fluido de passagem e passagem ao longo de fichas apicais ortogonais de MTA BioTM e cimento Portland branco. Int Endod J 2008: 41: 10471053.

247. Ghose LJ, Baghdady VS, Hikmat YM. Apexification of immature apices of pulpless permanent anterior teeth with calcium hydroxide. J Endod 1987: 13: 285-290.

248. Morfis AS, Siskos G. Apexificação com uso de hidróxido de cálcio: um estudo clínico. J Clin Pediatr Dent 1991: 16: 13 -19.

249. Andreasen JO, Farik B, Munksgaard EC. O hidróxido de cálcio de longa duração como penso de canal radicular pode aumentar o risco de fractura radicular. Dent Traumatol 2002: 18: 134-137.

250. Hachmeister DR, Schindler WG, Walker WA 3rd, Thomas DD. A capacidade de selagem e características de retenção do agregado de trióxido mineral num modelo de apexificação. J Endod 2002: 28: 386-390.

251. Simon S, Rilliard F, Berdal A, Machtou P. A utilização de agregado mineral trióxido em tratamento de apexificação de uma visita: um estudo prospectivo. Int Endod J 2007: 40: 186-197.

252. Mente J, Leo M, Panagidis D, Ohle M, Schneider S, Lorenzo Bermejo J, Pfefferle T. Resultado do tratamento do agregado de trióxido mineral em dentes de ápice aberto. J Endod 2013: 39: 20 -26.

253. Karp J, Bryk J, Menke E, McTigue D. A obturação endodôntica completa de um incisivo permanente imaturo avulsionado com agregado mineral trióxido: um relato de caso. Pediatr Dent 2006: 28: 273-278.

254. Torabinejad M, Chivian N. Aplicações clínicas do agregado mineral trióxido. J Endod 1999: 25: 197-205.

255. Schmitt D, Lee J, Bogen G. Utilização multifacetada de material de reparação de canais radiculares ProRoot MTA. Pediatr Dent 2001: 23: 326-330.

256. Queiroz AM, Assed S, Leonardo MR, Nelson-Filho P, Silva LA. MTA e hidróxido de cálcio para o nivelamento da polpa. J Appl Oral Sci 2005: 13: 126130.

257. Bogen G, Kim JS, Bakland LK. Limpeza de pasta directa com agregado mineral trióxido: um estudo observacional. J Am Dent Assoc 2008: 139: 305-315.

258. Nair PN, Duncan HF, Pitt Ford TR, Luder HU. Investigações histológicas, ultra-estruturais e quantitativas sobre a resposta das polpas humanas saudáveis ao nivelamento experimental com agregado mineral trióxido: um ensaio controlado aleatório. Int Endod J 2008: 41: 128-150.

259. Accorinte ML, Loguercio AD, Reis A, Bauer JR, Grande RH, Murata SS, Souza V, Holland R. Avaliação de dois compostos de agregado de trióxido mineral como agentes de revestimento de polpa em dentes humanos. Int Endod J 2009: 42: 122-128.

260. Hilton TJ, Ferracane JL, Mancl L. Northwest Practice-based Research Collaborative in Evidence-based Dentistry (NWP). Comparação de CaOH com MTA para o nivelamento directo da polpa: um ensaio clínico aleatório PBRN. J Dent Res 2013: 92: 16S-22S.

261. Asgary S, Shirvani A, Fazlyab M. MTA e sulfato férrico em resultados de pulpotomia de molares primários: uma revisão sistemática e meta-análise. J Clin Pediatr Dent 2014: 39:1 -8.

262. Marques MS, Wesselink PR, Shemesh H. Resultado do nivelamento directo da polpa com agregado mineral trióxido: um estudo prospectivo. J Endod 2015 Abr 1 [Epub ahead of print].

263. Ma J, Wang Z, Shen Y, Haapasalo M. Um novo modelo não invasivo para estudar a eficácia da desinfecção da dentina através da utilização de microscopia de varrimento a laser confocal. J Endod 2011: 37: 1380-1385.

264. De Rossi A, Silva LA, Gaton-Hernandez P, SousaNeto MD, Nelson- Filho

P, Silva RA, de Queiroz AM. Comparação das respostas pulpares à pulpotomia e ao nivelamento da polpa com o agregado de Biodentina e trióxido mineral em cães. J Endod 2014: 40: 1362-1369.

265. Natale LC, Rodrigues MC, Xavier TA, Simoes A, de Souza DN, Braga RR. Libertação de iões e propriedades mecânicas do silicato de cálcio e dos materiais de hidróxido de cálcio utilizados para o nivelamento da polpa. Int Endod J 2015: 48: 89 -94.

266. Zhu L, Yang J, Zhang J, Peng B. Um estudo comparativo de BioAggregate e ProRoot MTA sobre adesão, migração, e fixação de células de polpa dentária humana. J Endod 2014: 40: 1118-1123.

267. Tziafa C, Koliniotou-Koumpia E, Papadimitriou S, Tziafas D. Respostas dentinogénicas após o nivelamento directo da polpa de dentes de porco miniatura com Biodentine. J Endod 2014: 40: 1967-1971.

268. Diogenes A, Henry MA, Teixeira FB, Hargreaves KM. Uma actualização sobre endodontia regenerativa clínica. Tópicos de endodontia 2013: 28:2 - 23.

269. Huang GT-J, Al-Habib M, Gauthier P. Desafios da polpa baseada em células estaminais e da regeneração da dentina: uma perspectiva clínica. Tópicos de Endod 2013: 28: 51 -60.

270. Sachdeva GS, Sachdeva LT, Goel M, Bala S. Tratamento endodôntico regenerativo de um dente imaturo com polpa necrótica e periodontite apical usando plasma rico em plaquetas (PRP) e agregado de trióxido mineral (MTA): um relato de caso. Int Endod J 2014 Nov 4 [Epub antes da impressão].

271. Fouad AF, Verma P. Healing após procedimentos regenerativos com e sem infecção pulpar. J Endod 2014: 40: S58-S64.

272. Jung JY, Woo SM, Lee BN, Koh JT, N EUR ou JE, Hwang YC. Efeito do Biodentine e BioAggregate na diferenciação odontoblástica através da via da proteína cinase activada por mitogen nas células da polpa dentária humana. Int Endod J 2015: 48: 177-184.

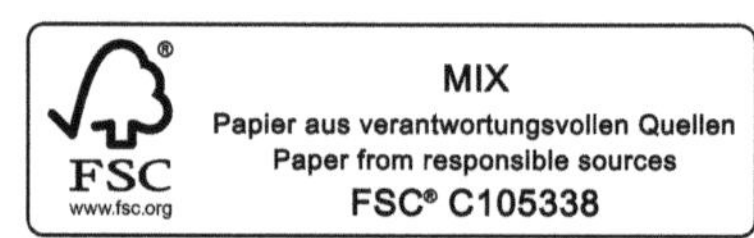

Printed by Books on Demand GmbH, Norderstedt / Germany